LE RÉGIME
DE DÉTOXIFICATION

Découvrez d'autres livres de MACRO ÉDITIONS

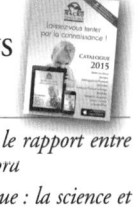

COLLECTION	AUTEUR & TITRE
SCIENCE ET CONNAISSANCE	**MASSIMO TEODORANI**, *Synchronicité : le rapport entre physique et psyché de Pauli et Jung à Chopra*
	RICHARD BARTLETT, *Matrice énergétique : la science et l'art de la transformation*
NOUVELLES PISTES THÉRAPEUTIQUES	**LORENZO ACERRA**, *Le Lait mis à mal – Dairy Blues : intolérances, allergies, maladies liées au lait et aux produits laitiers*
	NORMAN WALKER, *Les jus de fruits et de légumes frais*
	NORMAN WALKER, *La santé de l'intestin : le côlon*
DÉVELOPPEMENT PERSONNEL	**JOSAYA**, *Ho'oponopono. La paix commence à partir de vous. Remettre chaque chose à sa place et vivre heureux*
	NAPOLEON HILL, *Réussir : rien dans les poches, tout dans la tête*
SAVOIRS ANCIENS	**ZECHARIA SITCHIN**, *Rencontres avec le divin : une explication des visions, des anges et autres émissaires*
	ZECHARIA SITCHIN, *Guerres des dieux, Guerres des hommes*
VÉRITÉS CACHÉES	**DAVID ICKE**, *Race humaine, lève-toi ! Le Lion s'est Réveillé*
	MARCO DELLA LUNA ET PAOLO CIONI, *Neuro-Esclaves*
MANDALAS	**THOMAS VARLENHOFF**, *Le Livre des Mandalas : énergie, méditation et guérison*
	JOHANNES WALTER, *Mandalas - Chakras - Symboles : colorier, faire preuve de créativité, méditer*

Vous pouvez vous procurer ces titres en librairie ou les commander directement à notre diffuseur

en France et au Benelux :
GEODIF (Diffuseur) : 61, bd Saint-Germain – 75240 Paris Cedex 05 (France)
geodif@eyrolles.com – Tél. : +33 (0)144 411 111
SODIS (Distributeur) Service Commandes :
128, avenue du Maréchal de Lattre de Tassigny – 77403 Lagny Cedex (France) – Tél. : +33 (0)1 60 07 82 99

au Canada :
PROLOGUE INC. : 1650, boulevard Lionel-Bertrand - Boisbriand (Québec) J7H 1N7, Canada
fpaquette@prologue.ca – Tél : (450) 434-0306 – Fax : (450) 434-2627

en Suisse :
TRANSAT Diffusion SA - distribution SERVIDIS SA : Ch. des Chalets 7 – 1279 Chavannes-de-Bogis (Suisse)
commande@servidis.ch – Tél : +41 (0)22 96 09 525 – Fax : +41 (0)22 77 66 364

Pour de plus amples informations sur notre production,
écrivez à : info@macroeditions.com ou visitez notre site www.macroeditions.com

Bernard Jensen

LE RÉGIME DE DÉTOXIFICATION

NETTOYEZ TOUT LE CORPS ET VIVEZ SANS TOXINES

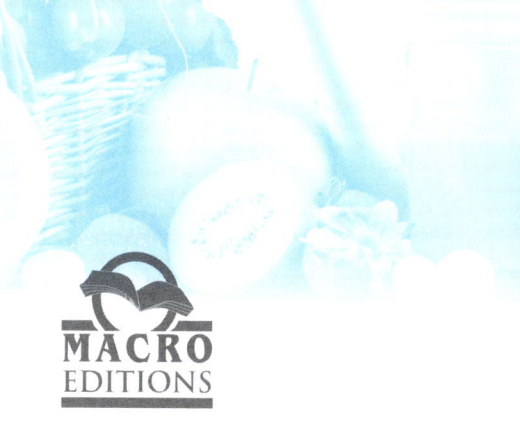

Macro Editions

www.macroeditions.com

AVERTISSEMENT

Macro Éditions ne dispose ni d'informations ni de données autres que celles publiées ici. L'éditeur décline toute responsabilité quant à l'utilisation qui pourrait être faite par les lecteurs des informations scientifiques, sanitaires, psychologiques, diététiques et alimentaires présentées dans ses livres. Chacun est tenu d'évaluer avec sagesse et bon sens le parcours psychologique, thérapeutique et nutritionnel qui lui convient le mieux. Chacun est tenu de prendre en compte toutes les informations nécessaires, en comparant les risques et les bienfaits des différents traitements et régimes diététiques disponibles.

Pour de plus amples informations sur cet auteur et sur cette collection visitez notre site *www.macroeditions.com*

Disponible dans l'App Store

Titre original : Guide to Diet and Detoxification.

© 2000 Bernard Jensen International

coordination éditoriale   Chiara Naccarato

traduction	Orsola Gelpi
révision	Laurent Palet
couverture	Tecnichemiste srl, Bertinoro - Italie
mise en page	JMD srl comunicazione, Cantù (Co) - Italie
impression	Tipografia Lineagrafica, Città di Castello - Italie

1re édition janvier 2016

© 2015 **Macro Éditions**
Collection « Nouvelles Pistes Thérapeutiques »
« La Santé en poche »
www.macroeditions.com (France)
www.gruppomacro.com (Italie)
Via Giardino, 30
47522 Cesena - Italie

ISBN 978-88-6229-720-2

Ce livre est imprimé sur du papier recyclé et écologique. Fabriqué sans chlore ni autres agents blanchissants, et dans le souci de réduire la consommation d'eau et d'énergie, le papier Editor 2 est labellisé.

Les encres utilisées pour imprimer ce livre ne contiennent pas de composés organiques volatils ni d'huiles minérales. 100 % végétales, elles sont compatibles avec l'environnement.

C'est avec un grand plaisir qu'au cours de mes soixante années de pratique j'ai intégré une approche naturopathique à mes soins. Je suis très reconnaissant à ces patients qui ont suivi mes enseignements et démontré leur efficacité. Je voudrais remercier tous ceux qui ont eu le courage de me faire confiance et de me rester fidèle alors qu'ils traversaient les nombreux processus d'élimination et les crises de guérison sur le chemin de la santé meilleure qu'ils recherchaient.

BERNARD JENSEN, docteur en médecine

« Ne cherchez pas à apprendre, mais à réfléchir. Cherchez à accepter ce qu'on vous dit mais à le remettre en question […] Celui qui s'interroge sur ce qu'on lui apprend est un bon élève […] Et celui qui, en cas de doute, se joint à son étudiant et lui dit "Cherchons à découvrir ce qu'il en est" est un bon professeur… »

« Rappelez-vous que quinze unités de valeur dans un semestre pourraient vous conduire à un diplôme, mais pas forcément à de l'éducation […] Vous découvrirez que l'esprit n'est pas un seau à remplir, mais une dynamo à mettre en marche. »

Extrait d'un discours d'un directeur d'université
à une assemblée d'étudiants

INTRODUCTION

*La puissance créatrice de la nature surpasse
l'inclination humaine à la destruction.*

Il est intéressant de noter que 80 % des maladies aux États-Unis sont de nature chronique. Ces maladies se développent au fil des années, comme nous le verrons

Je voudrais tout d'abord vous présenter brièvement le fonctionnement de mes traitements. Pour vaincre une maladie chronique, il faut vivre sainement, bien se nourrir, et suivre un programme d'élimination et de détoxification. Dans presque tous les cas, je débute par la détoxification. J'aime que mes patients, nouveaux et anciens, soient familiarisés aux régimes d'élimination, à la détoxification, au processus d'inversion et à la crise de guérison, et qu'ils en aient une bonne compréhension.

CHAPITRE 1

La mort débute
dans le côlon

Cette expression aurait été prononcée par le biologiste russe, récipiendaire du prix Nobel, Elie Metchnikoff (1845-1916), au cours de ces dernières années de recherches en laboratoire à l'Institut Pasteur, à Paris. Alors qu'il étudiait la flore de l'intestin humain, il acquit la certitude que le vieillissement et la mort étaient peu à peu entraînés par l'influence destructrice sur le corps des sous-produits métaboliques toxiques des bactéries du côlon. Il plaidait pour l'utilisation de produits laitiers fermentés riches en micro-organismes bénéfiques, tels que *Lactobacillus acidophilus*, afin d'évincer les bactéries néfastes et de réduire leur impact négatif sur la santé et les processus de vieillissement. La célébrité que lui valurent son prix Nobel (de physiologie, partagé avec Paul Erlich) et d'autres reconnaissances et récompenses prestigieuses décernées par diverses institutions permit à sa théorie sur le lien entre les bactéries intestinales et la santé d'être largement acceptée aussi bien par les allopathes que les naturopathes, ainsi que par le grand public en Amérique du Nord et en Europe.

Parmi ceux qui furent largement influencés par Metchnikoff se trouvait Sir Arbuthnot Lane (1856-1943), médecin auprès de la famille royale du Royaume-Uni, et John Harvey Kellogg (1852-1943), médecin, chirurgien et fondateur du célèbre sanitarium de Battle Creek (Michigan, États-Unis). Tous deux insistèrent sur l'importance de la propreté du côlon dans la santé et la longévité, et indiquèrent la toxémie des intestins comme cause de la plupart des maladies.

Le Dr Lane prétend avoir soigné des troubles tels que l'arthrite, l'asthme et le goitre en procédant à des ablations chirurgicales de certaines parties des intestins. Au cours des vingt-cinq dernières années de sa vie, il préféra la nutrition à la chirurgie comme antidote le plus efficace contre la toxémie intestinale.

Il déclara que « toutes les maladies sont dues à un manque de certains principes alimentaires, comme les sels ou les vitamines, ou à l'absence de défenses naturelles du corps, comme la flore protectrice. Lorsque cela se produit, des bactéries toxiques envahissent le canal alimentaire inférieur, et les poisons ainsi générés polluent le flux sanguin et détériorent progressivement tous les tissus, glandes et organes du corps ».

Le Dr John Harvey Kellogg, qui était végétarien, pensait que le principal coupable dans la toxémie intestinale était la consommation de viande. Il affirmait que « les modifications liées à la putréfaction qui se produisent dans les résidus de chair non digérés sont responsables de 90 % des maladies ». Selon Josh Clark, l'un des biographes de Kellogg, son « influence et son enthousiasme ont fait du côlon non seulement un sujet acceptable durant une conversation polie, mais une obsession nationale ». En d'autres termes, la tendance vers une meilleure nutrition et le soin des intestins marquait un progrès vers une meilleure santé par le biais d'une plus grande harmonie entre l'homme et la nature, durant au moins le premier quart du XXe siècle.

Les recherches plus récentes sur la toxémie intestinale ont confirmé les découvertes de base de la fin du XIXe siècle et du début du XXe.

Selon les récentes données de l'International Foundation for Functional Gastrointestinal Disorders (fondation internationale pour les troubles fonctionnels gastro-intestinaux, N.D.T.), des millions de personnes de tout âge – jusqu'à 20 % de la population – souffrent de troubles intestinaux. Le syndrome de l'intestin irritable (SII) est responsable d'une plus grande part de l'absentéisme au travail que toute autre maladie, à l'exception du rhume banal. Les indigestions, impliquant parfois de mauvais aliments ou des pathogènes, sont également parmi les premiers problèmes gastro-intestinaux. Un article publié en octobre 1998 dans le magazine médical anglais *The Lancet* a établi un lien entre la fermentation des aliments ou les toxines libérées au cours de celle-ci et le SII. On a récemment découvert la relation entre une entérotoxine d'une bactérie nommée *Bacteroides fragilis* et la maladie inflammatoire de l'intestin (MII), comme l'explique un article de mars-avril 2000 du magazine *Emerging Infectious Diseases* (maladies infectieuses émergentes, N.D.T.). D'autres virus et bactéries sont associés aux rechutes du SII et de la MII après des phases dormantes de la maladie. L'article soulignait le fait que le côlon, chez l'adulte, est « un écosystème complexe d'environ cinq cents espèces de [...] micro-organismes », tandis que l'intestin d'un nouveau-né n'en comporte aucun, d'aucune sorte que ce soit.

Nous devons être conscients que le contenu de notre intestin est déterminé par une combinaison de différents facteurs. La force ou la faiblesse intrinsèque de notre système gastro-intestinal n'est que l'un d'entre eux. Le climat, l'altitude, la végétation et le degré d'urbanisation (bruit, pollution, rencontres avec des gens) en sont d'autres. Ce que nous absorbons à travers nos poumons et notre peau influence nos intestins. La plus grande influence, cependant, reste ce qui passe par notre bouche, notre estomac et nos intestins – et, du moins chez certaines personnes, cela peut inclure quantité de polluants du corps – drogues, alcool, additifs chimiques, résidus de pesticides, aliments pauvres en nutriments, aliments modifiés physiquement ou chimiquement, et polluants du sol. La capacité de détoxification de notre foie et de notre système immunitaire nous aide à déterminer quelles toxines parviennent à passer des intestins à la circulation sanguine. Le niveau d'activité physique quotidien, dont les exercices, joue sur l'environnement intestinal directement mais également à travers l'influence de cette activité sur notre absorption d'oxygène, notre niveau métabolique, l'efficacité de notre système lymphatique et notre circulation sanguine. Naturellement, ces facteurs se combinent de différentes manières pour créer une grande variété d'environnements intestinaux, qui auront un impact sur le type d'organismes – bons ou mauvais – vivant et prospérant dans notre côlon.

Dans le monde entier, les parasites constituent la plus grande menace pour la vie et la santé – et principalement les parasites intestinaux. Et parfois, le pire danger n'est pas les parasites eux-mêmes mais leurs déchets métaboliques, qui peuvent être extrêmement toxiques.

L'une des meilleures descriptions que j'aie trouvées du contenu chimique des intestins (à l'exception des micro-organismes) provient d'un rapport publié dans le *World Iridology Fellowship Journal* (journal de la communauté mondiale d'iridologie, N.D.T.) en décembre 1974 et que George Lachnicht Jr. a eu la courtoisie de me laisser reproduire ici dans sa version d'origine.

Le rapport qui suit, *Discussion of Alimentary Toxemia* (débat sur la toxémie alimentaire, N.D.T.), a été présenté devant la Royal Society of Medicine of Great Britain :

Récemment, le sujet de la toxémie alimentaire (voir fig. 1.1) a été débattu à Londres devant la Royal Society of Medicine par cinquante-sept des plus grands médecins britanniques. Parmi les orateurs se trouvaient d'éminents chirurgiens, médecins et spécialistes de différentes branches de la médecine. Voici une liste des divers poisons de la toxémie alimentaire intestinale cités par les différents orateurs : indole, skatol, phénol, crésol, indican, sulfure d'hydrogène, ammoniac, histidine, urobiline, méthanethiol, putrescine, cadavérine, neurine, choline, muscarine, acide butanoïque, bêta-imidazolethylamine, méthylgandine, ptomarropine, toxine botulique, tyramine, agmatine, tryptophane, sepsine, indoléthylamine et sulpherroglobine. Parmi les trente-quatre poisons mentionnés, plusieurs sont hautement actifs, entraînant de profonds effets, et ce même en très faible quantité. Dans les cas de toxémie alimentaire, un ou plusieurs de ces poisons imprègnent constamment les fragiles cellules corporelles et provoquent des changements qui finissent par déboucher sur de graves maladies.

Il est bon de rappeler que ces découvertes ne sont pas que théoriques, mais le résultat de démonstrations pratiques d'éminents médecins. Bien entendu, nous ne prétendons pas que la toxémie alimentaire est la cause de tous les symptômes et maladies. Cependant, elle demeure la seule ou principale cause de la plupart d'entre eux, même s'il existe d'autres facteurs. La suite de ce chapitre présente différents troubles et symptômes évoqués dans le débat que nous avons cité plus haut, regroupés et classifiés selon les diverses parties du corps.

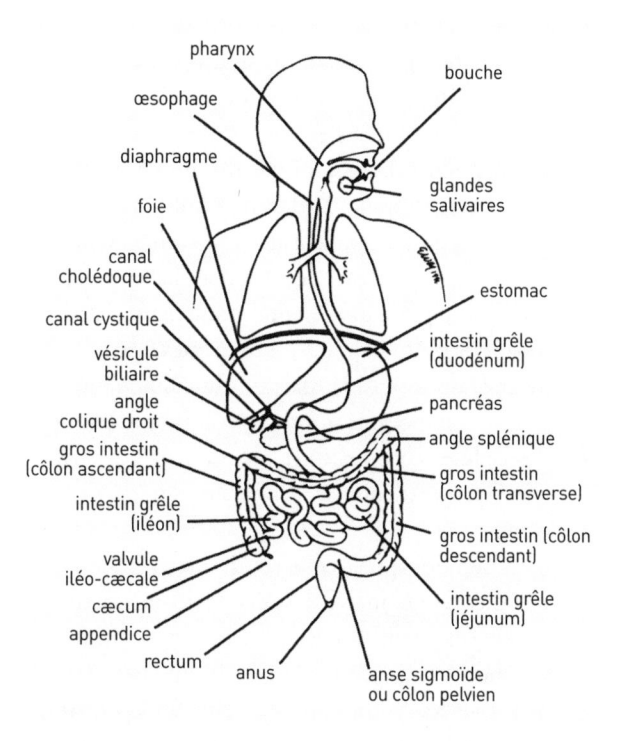

Figure 1.1. Le tube digestif, qui mesure une dizaine de mètres, est constitué de la bouche, du pharynx, de l'œsophage et des organes de la digestion : l'estomac, l'intestin grêle et le gros intestin.

Les problèmes des différents organes ou systèmes mentionnés ci-dessous sont ou peuvent être provoqués par les composants chimiques toxiques que nous avons listés précédemment, présents dans les intestins.

L'APPAREIL DIGESTIF

L'ulcère duodénal provoque une obstruction partielle ou totale du duodénum : spasmes du pylore, obstruction pylorique, distension ou dilatation de l'estomac, ulcère gastrique, cancer de l'estomac, adhésion de l'omentum sur l'estomac et le foie, inflammations et cancers du foie. La paroi musculaire intestinale ainsi que les autres muscles s'atrophient, entravant le passage du contenu. Les viscères abdominaux perdent leur relation habituelle avec la colonne vertébrale et entre elles, suite à l'affaiblissement des muscles abdominaux ; ces déplacements d'organes sont plus communs et graves chez la femme. On peut citer parmi les autres troubles : catarrhe intestinal ; gaz et selles à l'odeur fétide ; colite ; gastro-entérite aiguë ; appendicite, aiguë ou chronique ; adhérence intestinale et nœud iléosigmoïde ; viscéroptose ; dilatation de la rate ; abdomen distendu ; douleurs abdominales ; diarrhées infantiles ; inflammations du pancréas ; troubles inflammatoires de la vésicule biliaire ; cancer de la vésicule biliaire ; calculs biliaires ; dégénérescence du foie ; cirrhose hépatique ; infections des gencives et caries dentaires ; et ulcères de la bouche et du pharynx.

LE CŒUR ET LES VAISSEAUX SANGUINS

Usure et affaiblissement du muscle cardiaque ; cyanose liée à la destruction des cellules sanguines ; dégénérescence graisseuse du cœur ; endocardite ; myocardite ; hypotension ; cardiopathie dilatée ; anévrisme de l'aorte ; hypertension ; artériosclérose ; dilatation permanente des artères. Le Dr W. Bezley déclare : « Il n'y a que quelques phases de troubles cardiovasculaires (maladies du cœur et des vaisseaux sanguins) auxquelles un trouble alimentaire quelconque n'est pas associé de façon causale. »

LE SYSTÈME NERVEUX

Maux de tête de toutes sortes (frontal, occipital, temporal, léger ou intense, hémicrânie), des maux de tête tels qu'ils peuvent conduire à de faux diagnostics de tumeur du cerveau. Le Dr Lane nous parle du cas d'un chirurgien qui avait planifié une opération pour une tumeur du lobe frontal du cerveau. Les maux de tête furent finalement intégralement soulagés par l'ablation d'une partie du côlon. D'autres problèmes nerveux liés au côlon incluent les douleurs névralgiques aiguës des jambes ; les névrites ; tressaillements des yeux ou des autres muscles faciaux, des bras, des jambes, etc. ; troubles du système nerveux allant des simples maux de tête à l'effondrement complet ; dépressions mentale et physique ; insomnie ; paralysies ; fatigue chronique ; introspection morbide ; mélancolie ; manies ; troubles de la concentration ; folie et délire.

LES YEUX

Modifications dégénératives des yeux, inflammation du cristallin ou du nerf optique ; durcissement du cristallin, sclérite, sclérokératite, iritite, iridocyclite, cataracte, hémorragies rétiniennes fréquentes ; yeux ternes et lourds.

LA PEAU

Formation des rides ; peau fine, parcheminée, manquant d'élasticité ; pigmentations de la peau (jaune, marron, ardoise, bleutée) ; teint brouillé ; peau du dos épaisse (plaies et furoncles) ; pemphigus ; prurit : herpès : eczéma ; dermatite ; lupus érythémateux ; acné rosacée ; extrémités froides et moites ; cernes sous les yeux ; séborrhée ; psoriasis ; pityriasis ; alopécie ; lichen plan ; jaunisse.

Une quantité infinitésimale de toxines peut suffire à déclencher des éruptions cutanées.

LES MUSCLES ET ARTICULATIONS

Dégénérescence musculaire : muscles abîmés, manquant de vigueur et qui, dans les cas les plus graves, se déchirent facilement. Durant l'enfance, la faiblesse musculaire peut provoquer des déformations telles que des épaules voûtées, des courbures latérales, les pieds plats, ou les genoux cagneux. Une faiblesse des muscles abdominaux entraîne l'accumulation des fèces dans le côlon sigmoïde, ce qui rend de plus en plus difficile l'évacuation de son contenu. Des os proéminents ; des rhumatismes évoquant la sciatique ou le lumbago ; diverses douleurs musculaires ; des rhumatismes musculaires ; arthrite déformante ; synovite ; rachitisme ; arthrite aiguë ou chronique. Les arthrites tuberculeuse et rhumatoïde sont des conséquences directes de l'intoxication intestinale. Selon le Dr Lane, « en dehors d'un état de stase, je pense qu'il est impossible à ces maladies de prendre pied ».

LES ORGANES GÉNITO-URINAIRES ET REPRODUCTEURS

Divers déplacements, distorsions et maladies de l'utérus ; modification générale de la silhouette féminine ; fibroses du sein ; manque de fermeté de la poitrine ; durcissement des seins ; mastite subaiguë et chronique ; cancer du sein ; métrite et endométrite ; infections de la vessie, tout particulièrement chez la femme ; urination fréquente ; albuminurie ; néphrite aiguë ; néphroptose ; rein flottant. Le Dr Lane n'hésite pas à déclarer que « l'auto-intoxication joue un si grand rôle dans le développement des maladies de l'appareil génito-urinaire féminin qu'elles peuvent être considérées par les gynécologues comme un produit de la stase intestinale ».

TROUBLES COMMUNS ET PROBLÈMES NUTRITIONNELS

Dégénérescence des organes d'élimination, tout spécialement le foie, les reins (mal de Bright) et la rate ; anémie pernicieuse ; faible résistance aux infections de toutes sortes ; démence sénile précoce ; retards de croissance chez les enfants, accompagnés d'irritabilité mentale et de fatigue musculaire ; végétations ; amygdales dilatées ; goitre ; diverses tumeurs et hyperthyroïdie ; maladie de Raynaud. Pour ceux qui ne semblent pas souffrir de constipation durant de longues années il y a, peut-être, une immunité partielle. J'ai longtemps pensé qu'une telle immunité pouvait parfois s'établir dans la constipation sévère qui accompagne le jeûne absolu, à cause des nettoyages de la langue et du regain d'appétit qui surviennent souvent au bout de deux ou trois semaines de jeûne, un phénomène semblable à celui que l'on rencontre lors d'une fièvre typhoïde ou d'autres fièvres prolongées. Il ne faut cependant pas s'imaginer qu'une telle immunité protège le corps de tout dommage. La tâche, qui incombe aux reins, d'éliminer une gigantesque quantité de toxines abîme le tissu rénal et entraîne une défaillance précoce de cet organe essentiel. Tout processus développant des toxines dans le corps est une menace vitale pour les tissus et doit être contrecarré le plus tôt et le plus vigoureusement possible.

Le fait que les symptômes d'empoisonnement résultant de la constipation n'apparaissent pas immédiatement ne signifie pas qu'aucun dommage n'est causé. Le Dr William Hunter, lors du débat londonien, fit remarquer que le fait que la constipation chronique « peut exister chez certains individus en tant que condition quasi permanente sans entraîner en apparence une mauvaise santé est uniquement dû au pouvoir protecteur du foie. Ce n'est en aucun cas une preuve de l'innocuité de la constipation en elle-même, cela montre seulement que certains possèdent un cæcum et un côlon dignes d'un bœuf, avec le foie d'un cochon, capables de gérer n'importe quelle quantité de détoxification ». Face à un tel éventail de preuves validées par près de soixante éminents médecins anglais (et plusieurs centaines d'autres, américains, allemands ou français dont on pourrait également citer les noms), il n'est plus possible d'ignorer l'importance de la toxémie alimentaire ou de l'auto-intoxication comme facteur dans le développement des maladies. On ne peut attribuer à une quelconque autre cause un dixième de ces maladies si diverses et variées. On pourrait dire que presque toutes les pathologies cliniques connues sont directement ou indirectement dues à l'influence des poisons bactériens absorbés par l'intestin. Le côlon peut être considéré, à juste titre, comme une véritable boîte de Pandore, dont s'échappent plus de misère et de souffrance humaines, mentales ou morales aussi bien que physiques, que de toute autre source connue.

Le côlon est un système d'égout mais, à la suite de négligences et d'abus, il se transforme en fosse septique. Lorsqu'il est propre et dans son état normal, tout va bien. En cas de stagnation, il distille les poisons de la décomposition, de la fermentation et de la putréfaction dans le sang, empoisonnant le cerveau et le système nerveux et nous rendant déprimés et irritables ; il empoisonne le cœur, nous rendant faibles et indolents ; il empoisonne les poumons, rendant notre haleine fétide ; il empoisonne nos organes digestifs, nous rendant tendus et ballonnés ; et il empoisonne notre sang, rendant note peau cireuse et impure. En bref, tous les organes du corps sont empoisonnés et nous vieillissons prématurément, nous paraissons et nous nous sentons âgés, nos articulations sont raides et douloureuses, nous souffrons de névrites, avons les yeux ternes et notre esprit devient apathique ; la joie de vivre a disparu.

Les informations qui précèdent doivent vous faire comprendre l'importance d'aller régulièrement à la selle, pour vous et votre famille.

Je voudrais souligner que les toxines dans le corps, qu'elles proviennent de l'intérieur, comme dans l'auto-intoxication, ou bien de l'extérieur, avec les médicaments, la caféine, l'eau contaminée, les produits chimiques alimentaires, la pollution atmosphérique ou d'autres sources, ont un effet dévastateur sur les défenses naturelles du corps. Ainsi, elles créent un environnement corporel vulnérable aux maladies. Même si elles ne sont pas la cause de toutes les pathologies, elles préparent le corps à laisser entrer de nombreuses maladies qui autrement n'auraient pas pu prendre pied et se développer dans un corps sain.

CHAPITRE 2

Auto-intoxication

L'auto-intoxication est l'empoisonnement du corps, ou de certaines de ses parties, par des matières toxiques générées à l'intérieur de ce même corps.

L'extrait suivant fut publié dans le *World Iridology Fellowship Journal* de décembre 1974, et concerne l'auto-intoxication résultant de la putréfaction intestinale et la découverte de l'*indican* – un sous-produit de cette dernière – dans les urines :

> Extrait du dictionnaire médical Stedman :
>
> *Indican* : précurseur du bleu indigo, un glucose sirupeux incolore ; ou sulfate d'indoxyle, une sub-

stance que l'on retrouve dans la sueur et en quantités variables dans les urines.

Indicanurie : présence excessive d'indican dans les urines, qui provient de l'indole produit par la putréfaction des protéines dans les intestins et par les autres transformations putréfactives ailleurs. On la retrouve généralement dans les cas de calculs biliaires, d'hyperchlorhydrie, d'appendicites chroniques, de maladies pathogènes, de péritonites et d'empyèmes. Elle est dans certains cas constante.

Les enzymes présentes et produites par les micro-organismes dans l'intestin détruisent certains des polysaccharides, protéines et autres composés complexes non digérés. On a dit que le produit final de la décomposition des glucides est généralement inoffensif, tandis que nombre des composés résultant de la décomposition des protéines sont toxiques. Ce qui a donné naissance à l'hypothèse selon laquelle, lorsque le taux de production et d'absorption de ces produits est supérieur à la normale, comme en cas de constipation, survient l'auto-intoxication, caractérisée par un mal-être, des maux de tête, de l'irritabilité ou d'autres symptômes.

Il faut garder à l'esprit que l'absence d'indican peut signifier, ou non, l'absence de putréfaction. Dans ce dernier cas, il ne faut pas se fier à un seul test. L'expérience a démontré que le regain d'efficacité des

> nombreux processus d'élimination peut augmenter l'excrétion d'indican, ce qui prouve que les produits de la putréfaction étaient auparavant retenus.

En dehors des processus internes qui conduisent à l'auto-intoxication, il existe de nombreuses toxines environnementales auxquelles les gens sont exposés. Nous n'en donnerons pas ici une liste exhaustive, mais ce chapitre serait incomplet sans un avertissement clair sur les dangers qui nous guettent dans les sous-produits de la contamination high-tech post-industrielle de notre environnement, tout particulièrement dans les zones urbaines.

LES TOXINES ENVIRONNEMENTALES

Les métaux lourds

Même si le plomb, le mercure et l'arsenic ont été largement éliminés au cours des cinq dernières décennies, nous rencontrons toujours ces substances toxiques. Le cadmium, qui provient de la fumée de cigarette, des batteries, des canalisations d'eau chaude et des usines à zinc, est toujours très répandu, et il est aussi dangereux que le plomb. Je ne connais aucun métal qui ne soit pas toxique à de hauts niveaux d'exposition, mais le problème des métaux lourds est qu'ils ne sont pas excrétés de manière adéquate dans les urines et que même des traces peuvent engendrer des problèmes de santé. Comme l'a fait remarquer le Dr Henry A. Schroeder, « il existe des milliers d'exemples d'intoxications liées à l'exposition des ouvriers aux métaux et aux particules métalliques ». La toxicité du nickel, du sélénium et du chrome est bien connue. Cependant, ces trois métaux constituent également des nutriments essentiels lorsqu'ils sont en très faibles quantités. Les retards mentaux, le cancer, les maladies pulmonaires, les dommages nerveux, les problèmes de peau, les troubles gastro-intestinaux et l'insuffisance rénale ne sont que quelques-uns des dégâts que peut entraîner l'empoisonnement aux métaux lourds.

Les toxines industrielles

Benzène, teintures, polychlorobiphényles, dioxyde de soufre, dioxyde d'azote, amiante, hydroxyde de sodium, perchloroéthylène, dichlorométhane, trichloréthylène et des milliers d'autres toxines industrielles sont présents dans notre environnement. Ils proviennent de la fumée, des échappements des machines, des puissants produits chimiques utilisés dans l'industrie, des sous-produits rejetés par les usines, de la combustion du charbon, de l'essence, du diesel et d'autres sources, provoquant cancers, malformations, maladies pulmonaires, problèmes rénaux et cardiaques, et ainsi de suite. Nous sommes exposés aux toxines industrielles en premier lieu à travers l'air et l'eau. Les mineurs, par exemple, souffrent souvent de pneumoconiose provoquée par la poussière de charbon qu'ils respirent.

L'eau potable

Durant des années, nous avons été nombreux à croire que la chloration de notre eau potable la débarrasserait des germes et amibes mais, au cours des trois dernières décennies, les chimistes ont découvert que le chlore dans l'eau publique traitée pouvait se combiner avec des matières organiques et produire des chloramines, cancérigènes. On soupçonne le chlore d'être associé à 20 à 40 % des cancers colorectaux. Certaines sources d'approvisionnement en eau publique ne sont pas conformes aux normes de puretés établies. *E.coli*, une bactérie très répandue dans les lieux où se trouvent des animaux, est un contaminant fréquent des puits. Les eaux de surface sont souvent polluées par les égouts, les déchets chimiques industriels, les pluies acides et les débris organiques. Les eaux souterraines sont contaminées par l'arsenic, les nitrates, les phosphates, l'éther et les produits chimiques radioactifs. J'utilise un système de purification d'eau par osmose inverse, même si mon puits est encore propre.

La fumée de tabac

J'ai lu un rapport gouvernemental qui indiquait que les cigarettes contenaient plus de quatre mille produits chimiques, dont douze cancérigènes reconnus. Parmi ces produits chimiques se trouvent la nicotine, le méthanol, le cadmium, l'éthanal, le plomb, l'arsenic, le formaldéhyde, l'hydrazine, le polonium, le benzopyrène, le monoxyde de carbone, entre autres. Le tabagisme est la principale cause de bronchite et de nombreux types de cancers. L'industrie du tabac a été reconnue responsable en justice de problèmes de santé et a dû payer des milliards de dollars à certains de ses clients. Je pense que le tabagisme est enfin en train de décliner.

La pollution atmosphérique

On m'a dit que même dans la Rome antique, les gens se plaignaient parfois des fumées irritantes dans l'atmosphère. Mais si vous vous êtes déjà trouvé à Los Angeles un jour où l'air était si chargé que vous pouviez à peine distinguer l'immeuble de l'autre côté de la rue, je pense que vous avez vécu une expérience bien plus dangereuse que celle des Romains. La pollution atmosphérique varie d'un lieu à l'autre. Dans les villes, elle est composée des fumées d'échappements, des polluants industriels, des particules telles que la poussière et les pollens, des gaz, de la suie, du tabac et des pluies acides. Lorsque ces dernières atterrissent dans les fleuves et les lacs, elles se transforment en acide sulfurique et acide nitreux ou nitrique, mortels pour les poissons, grenouilles et autres créatures aquatiques. Parmi les gaz, on trouve le monoxyde de carbone, l'ozone, l'oxyde d'azote, le dioxyde de soufre et les composés organiques volatils. Les particules incluent les spores des plantes, la poussière et le sable, ainsi que les fumées et la suie des feux. Nous avons déjà parlé des polluants industriels, mais il faut également savoir que certains polluants internes peuvent être néfastes à notre santé. Les machines de bureau, telles que les machines à écrire, photocopieuses, ordinateurs, fax et imprimantes, ainsi que d'autres sources comme les détergents chimiques, ou les tapis et sièges rembourrés, dégagent parfois différentes odeurs et gaz chimiques qui peuvent rendre malade.

LES TOXINES ALIMENTAIRES

Toutes les toxines décrites ci-dessus, ajoutées à celles produites en interne par notre corps, impliquent que, pour la plupart d'entre nous, les risques pour la santé sont aujourd'hui bien supérieurs à ceux qui existaient il y a une centaine d'années. Cela signifie également qu'il est d'une importance vitale que nous apprenions à garder nos corps résistants et propres. Il nous faut faire attention à consommer les bons aliments et à garder en bon état nos organes d'élimination.

Prenons une personne moyenne qui marche dans la rue. Il ou elle est certainement au moins en partie malade. Nous pourrions faire un parallèle avec un homme qui viendrait de tomber par la fenêtre du vingtième étage. En passant devant les autres fenêtres, il pourrait se dire : « Bon, jusqu'ici tout va bien ! » Il en va de même avec les gens qui vivent dangereusement, y compris par leur alimentation qui les expose à la toxémie. Il se peut que « tout aille bien jusque-là », mais combien de temps cela va-t-il durer ?

Malheureusement, beaucoup de ceux qui vivent dangereusement n'en ont pas conscience. Ils continuent de boire de l'alcool, ou des boissons contenant des additifs chimiques, de fumer du tabac, de trop manger, notamment des aliments difficiles à digérer, comme le pain blanc, ou d'autres du sucre raffiné. Ils ne comprennent tout simplement pas les effets des mauvais aliments, du tabac et de la boisson. Ils ne savent pas, par exemple, qu'un déficit en fruits frais naturels dans leur régime entraînera un déficit en enzymes et une surcharge de travail équivalente dans les glandes qui les produisent.

Par exemple, un fruit tel que la papaye renferme une quantité considérable d'enzymes. En le mangeant, ainsi que d'autres aliments qui en contiennent, nous pouvons éviter une surcharge de travail du pancréas. Cet organe produit les sucs digestifs, ainsi que l'insuline nécessaire au contrôle du taux de sucre dans le sang. Si l'on manque d'aliments naturels, et que l'on consomme en plus trop de produits nécessitant de grandes quantités de sécrétions pancréatiques, tels que le pain blanc et le sucre, on force l'organe à travailler excessivement, en le lésant et en l'empêchant de produire les sucs nécessaires. On pense que le manque d'enzymes entraîne des maladies dégénératives.

Beaucoup de gens connaissent les effets du tabac sur le corps. Dès 1964, le *Surgeon General's Report on Smoking and Health* (rapport de chirurgie générale sur le tabac et la santé, N.D.T.) a informé de nombreux Américains du lien entre tabagisme et cancer. Comme l'a fait remarquer le Dr Melchior T. Dikkers dans son ouvrage *Unintentional Suicide* (suicide involontaire, N.D.T.), la nicotine et les produits chimiques dans le tabac provoquent des inflammations chroniques des membranes muqueuses et, en conséquence, les exposent davantage à la pénétration des gaz chimiques toxiques de l'atmosphère. C'est un facteur direct dans l'apparition de cancers.

De nombreuses personnes savent aussi que l'alcool détruit d'importants nutriments, entraînant des carences vitaminiques et des déséquilibres en minéraux. Cela crée tout particulièrement un manque en vitamines B_1 (thiamine) et B_3 (niacine). Des autopsies ont en outre révélé que le cerveau des alcooliques était déshydraté et souffrait de dysfonctionnements. L'alcool ralentit les réflexes, la perception, le jugement et la parole. La capacité visuelle en pâtit et la coordination musculaire est largement réduite.

L'auto-intoxication est le fait de s'empoisonner soi-même… ce qui est un suicide à petit feu. Lorsqu'on le fait par ignorance, il est involontaire. Lorsqu'on le fait par entêtement, il s'agit d'un suicide volontaire. La vie peut et devrait être douce et merveilleuse.

L'ALFALFA

Les comprimés d'alfalfa comptent parmi les meilleurs compléments naturels que j'aie découverts pour aider les intestins à surmonter le ralentissement de leur activité dû à des faiblesses inhérentes ou à un manque de tonus musculaire. Il s'agit d'un remède très efficace contre les difficultés de transit. Les compléments et aliments riches en fibres (tels que l'alfalfa, le son d'avoine, de blé, de riz et les légumes) fournissent aux tissus intestinaux affaiblis quelque chose contre lequel pousser et renforcent la musculature des parois intestinales. La chlorophylle que l'on trouve dans les gélules d'alfalfa aide à nourrir les bonnes bactéries, à se débarrasser des gaz malodorants et à alimenter la flore intestinale bénéfique, dont la bactérie bénéfique *acidophilus*. Je vous conseille de prendre quatre comprimés d'alfalfa à chaque repas. Coupez-les en deux avant de les avaler. Prenez-les tous directement pendant le repas ou entre deux bouchées de nourriture, comme vous le souhaitez.

LAXATIFS

De manière générale, je me méfie des laxatifs. Ils sont souvent irritants, et le corps qui souhaite se débarrasser de cette irritation augmente son activité péristaltique afin d'évacuer les matières bloquées. On peut dans certains cas utiliser des laxatifs à bon escient, mais cela doit toujours être une solution temporaire. Si vous devenez dépendant à ces produits, vos intestins perdront leur tonus et seront encore plus exposés à la putréfaction, aux parasites et aux dommages causés par les toxines.

CHAPITRE 3

Les régimes d'élimination

Le but des régimes d'élimination est de stimuler le corps afin qu'il se libère et se débarrasse des déchets toxiques, qui sont généralement retenus dans les tissus adipeux, faibles, les glandes et organes, le tissu lymphatique et le long des parois intestinales, tout particulièrement celles du côlon. Les régimes d'élimination sont ce que je nomme des régimes « à sens unique ». Contrairement à un régime équilibré, ils ne sont pas conçus pour construire et réparer les tissus, mais uniquement pour l'élimination des substances indésirables du corps.

Je vous conseille, pour votre bien, de consulter un médecin lorsque vous souhaitez entamer un régime d'élimination ou un jeûne. Mieux vaut être sous la supervision d'un docteur ou nutritionniste pour tout régime d'élimination ou procédure de plus de trois jours, tout particulièrement si vous souffrez de maladies chroniques ou avez plus de cinquante ans.

LE RÉGIME D'ÉLIMINATION EN ONZE JOURS

Je veux que vous sachiez qu'il existe de nombreuses procédures que l'on peut suivre pour détoxifier son corps. Beaucoup de gens ne boivent pas assez d'eau, ne mangent pas assez d'aliments riches en fibres, ou ne font pas assez d'exercice pour contrer la stase intestinale ou l'obstruction du système lymphatique, ce qui empêche le corps de tirer convenablement parti de ses moyens naturels et normaux d'élimination des toxines. Les régimes et procédures d'élimination ne renferment pas de grands secrets. En consommant moins de nourriture, plus de liquides, des aliments et des combinaisons plus simples, nous facilitons tout bonnement la tâche naturelle du corps.

Dans les grandes lignes, notre régime en onze jours consiste à débuter par de l'eau et des jus de fruits durant les trois premiers jours ; à passer les deux jours suivants à une alimentation à base de fruits, de jus et d'eau, et poursuivre durant six jours avec des agrumes et d'autres fruits, des salades, du bouillon et des légumes vapeur. Je souhaite également que vous preniez un bain chaud chaque soir avant d'aller au lit.

Rassemblez à l'avance les aliments dont vous aurez besoin. Ils devront inclure beaucoup de fruits et de légumes.

Les fruits à privilégier sont les agrumes, le raisin, le melon, les tomates, les poires, les prunes et d'autres fruits de saison. Vous pouvez également consommer des fruits séchés (sans sulfites, si possible), tels que pruneaux, figues, abricots et pêches. Pour reconstituer le fruit séché, placez-le dans un récipient couvert rempli d'eau, portez à ébullition puis laissez tremper toute une nuit. Optez pour des salades jardinières (évitez la laitue iceberg) à base de feuilles de laitue, germes, épinards crus, radis, céleri, oignons verts, concombre, courgettes crues, tomates et persil. Un peu de panais cru râpé, des carottes ou des betteraves peuvent également être parsemés sur le dessus. Si vous pouvez manger cette salade sans sauce, ce serait l'idéal. Si vous n'y parvenez pas, utilisez l'assaisonnement avec modération (pas plus d'une cuillerée à soupe ou deux). Les six derniers jours, vous pouvez faire cuire à la vapeur des légumes frais, tels que des brocolis, des carottes, des petits pois, des courges, du maïs, du chou-fleur et des pois mange-tout.

Le bouillon est une part essentielle de ce régime, et voici ma recette :

Recette du bouillon vital

(Les mesures sont exprimées en tasses, vous pouvez facilement vous procurer les ustensiles correspondants, les équivalences en grammes dépendant du produit mesuré, N.D.T.)

½ tasse de fanes de carottes
2 tasses d'épluchures de pomme de terre
   (d'environ 1 cm d'épaisseur)
2 tasses de fanes de betteraves
3 tasses de branches de céleri
2 tasses de feuilles de céleri
1 cuillère à café de bouillon de légume déshydraté
environ 2 litres d'eau distillée
(Si vous le souhaitez, vous pouvez ajouter de l'oignon pour donner plus de saveur)

Hachez finement les cinq premiers ingrédients, mélangez-les dans une casserole avec le bouillon déshydraté et l'eau, portez lentement à ébullition, laissez mijoter 20 minutes, passez et n'utilisez que le bouillon.

Avant de vous donner le programme du régime d'élimination en onze jours, je veux que vous soyez préparés à utiliser des lavements durant les quatre ou cinq premiers jours si vous n'allez pas à la selle. Il n'y a rien d'inhabituel à ce que cela se produise lorsque l'on réduit les quantités de nourriture que l'on consomme. Il se peut que vous ayez envie de faire une sieste ou de vous reposer tous les après-midi au cours de ce régime. Buvez de deux à trois litres d'eau par jour – c'est-à-dire environ huit à douze verres de vingt-cinq centilitres par jour (un par heure environ), en plus des jus. Lorsque vous en serez au sixième jour, mangez lentement afin de ne pas abuser de la nourriture.

PROGRAMME

Jours 1 à 3. Pour commencer la journée, buvez deux verres d'eau. Au bout de trente à soixante minutes, prenez votre premier verre de jus de pamplemousse ou d'orange, et continuez à en boire un verre toutes les quatre heures. Je souhaite que vous utilisiez des jus d'agrumes parce qu'ils agitent les acides et les toxines mieux que tout autre jus, et l'eau aide à évacuer les matières indésirables. Rappelez-vous de boire un verre d'eau environ toutes les heures, jusqu'à avoir atteint huit ou douze verres. Prenez un bain chaud avant d'aller vous coucher.

Jours 4 et 5. Buvez deux verres d'eau au lever. Pour les repas, ne mangez que des fruits, au petit-déjeuner, déjeuner et dîner. Vous pouvez également boire des jus entre les repas. Assurez-vous de boire six à dix verres d'eau supplémentaires au cours de la journée. Prenez un bain chaud chaque soir.

Jours 6 à 11. Buvez deux verres d'eau au réveil. Pour le petit-déjeuner, ne consommez que des agrumes. En milieu de matinée, vous pourrez manger un autre type de fruit. Au déjeuner, prenez une salade jardinière composée de trois à six légumes différents et deux tasses de bouillon. Pour le dîner, mangez deux ou trois portions de légumes cuits à la vapeur et deux tasses de bouillon. Pour donner du goût, vous pouvez utiliser un peu de sel de mer, si vous en avez, ou bien saupoudrer un peu de bouillon déshydraté sur vos légumes et votre bouillon. Prenez un bain chaud chaque soir.

Il vous sera plus bénéfique de suivre ce régime à la lettre. Si vous vous simplifiez la tâche en ajoutant des aliments supplémentaires ou différents, vous interférerez avec le processus de détoxification, et le nettoyage ne sera pas aussi complet qu'il aurait dû l'être.

Gardez à l'esprit que ce régime d'élimination en onze jours peut être utilisé comme une passerelle vers un mode de vie sain. En fin de compte, le meilleur moyen d'éviter la prolifération des toxines dans votre corps est de changer vos vieilles habitudes et d'adopter un nouveau style de vie.

Si vous n'êtes pas prêt à faire les changements nécessaires, vous pouvez tout de même suivre ce régime environ trois fois par an. Cela vous aidera à contrôler votre poids, réduira les douleurs et raideurs articulaires, les imperfections cutanées et la constipation chronique.

Nous avons tous besoin de manger plus de légumes, qui sont des agents de détoxification naturelle. Les meilleurs légumes pour votre côlon sont les courges (courgettes, courges à cou tors et courges d'été). La courge banane cuite au four possède de très grandes vertus apaisantes pour les intestins. Tous les fruits et légumes jaunes tendent à avoir un effet laxatif. Les légumes verts à feuilles, riches en chlorophylle et en fer, nettoient le côlon.

Le régime raisin, que vous trouverez p. 58, est un bon détoxifiant. Si vous faites des journées de travail classiques de huit heures, vous pouvez pratiquer mon régime d'élimination en onze jours ou mon régime raisin tout en continuant à travailler, à faire de l'exercice, à marcher et faire des randonnées, mais mieux vaut vous reposer autant que possible.

LE JEÛNE

Le jeûne est le moyen le plus rapide de déclencher l'élimination dans le corps et d'évacuer les matières toxiques. Il doit être effectué dans des conditions de repos complet… aussi bien physique que mental ou spirituel.

Quand nous laissons le corps se reposer, il développe du tonus et de la vitalité, plus qu'en suivant tout autre procédé, quel qu'il soit. Le repos nous apporte la vitalité nécessaire à l'élimination des matières toxiques et des déchets accumulés au fil des années.

Par le jeûne, nous pouvons littéralement nous débarrasser des accumulations toxiques. Nous allons découvrir qu'il existe de nombreuses manières de jeûner. Je pense que la meilleure consiste à prendre un demi-verre d'eau toutes les heures et demie, tout au long de la journée. S'il s'agit d'une journée particulièrement chaude, vous aurez besoin de plus d'eau, ce qui est normal étant donné que vous transpirerez davantage. Assurez-vous de ne pas prendre de trop grosses gorgées d'un coup. L'eau doit être fraîche, mais pas glacée.

Procédez à des lavements à l'eau quotidiens durant les premiers jours, puis passez à un jour sur deux, ou à une fois tous les trois ou quatre jours, en fonction de la durée de votre période de jeûne. Tandis que vous jeûnez, reposez-vous autant que possible. Si vous randonnez ou marchez, faites-le sur terrain plat. Ne faites rien jusqu'à l'épuisement, c'est très important pour cette pratique.

Rompre le jeûne

Le meilleur moyen de rompre le jeûne est de commencer par un ou deux jours où vous boirez des jus, de fruits ou de légumes, par tranches de cinq à sept jours de jeûne. Prenez un verre de jus toutes les trois heures. Il faut arrêter les lavements un à deux jours avant de rompre le jeûne. L'un de vos objectifs principaux est désormais d'essayer d'établir un rythme régulier et sain pour aller à la selle.

Après deux jours de jus, commencez le matin du troisième jour par des oranges en tranches ou pelées. La fibre des oranges fait partie de ce que l'on trouve de meilleur pour le côlon. Si vous ne souhaitez pas consommer ce fruit, vous pouvez le remplacer par une carotte finement râpée, que vous aurez fait revenir rapidement à la vapeur durant une minute ou une minute et demie. Cela aide à évacuer les matières toxiques. Vous pouvez consommer des oranges au petit-déjeuner et des carottes au déjeuner. Pour le dîner, savourez une petite salade.

Le lendemain, vous pouvez manger des fruits frais (des agrumes ou autres) pour le petit-déjeuner, accompagnés de jus. Reprenez du jus à 10 heures en tant qu'en-cas. Pour le déjeuner, une petite salade et du jus. Puis, un autre verre de jus vers 15 heures. Le soir, mangez une salade, un légume cuit et buvez un verre de jus.

Continuez avec le même régime le lendemain, en ajoutant éventuellement un légume le midi et le soir si vous le souhaitez.

Le premier jour où vous débuterez le régime quotidien du Dr Jensen, évitez les féculents, vous pourrez les intégrer par la suite.

Si vous ne buvez que de l'eau durant quatorze jours, optez pour trois jours de jus avant de reprendre des aliments solides.

Si vous faites des lavements durant votre jeûne, assurez-vous de les arrêter trois ou quatre jours avant de vous réalimenter. Essayez ensuite de retrouver un rythme naturel pour aller à la selle.

Et rappelez-vous : pas de compléments durant le jeûne. Les vitamines et les minéraux ne sont pas assimilés lorsqu'on les prend sans nourriture.

Jeûner un jour par semaine

Si vous décidez de jeûner un jour par semaine, vous pouvez utiliser des jus ou des fruits au lieu de vous limiter à l'eau. Beaucoup de gens aiment s'adonner à cette pratique. Cela convient tout à fait si vous vous reposez ce jour-là… mais vous DEVEZ le faire ! Vous ne pouvez pas espérer tirer tous les bénéfices du jeûne si vous dépensez toute votre énergie pour mener à bien vos activités. Ne vous laissez pas vider de votre énergie en travaillant durant votre journée de jeûne.

LES COMPLÉMENTS RICHES EN FIBRES

La plupart des régimes incluent des aliments et compléments riches en fibres. De nombreuses marques en commercialisent, telles que Today's Health ou Citrucel et diverses firmes vendent des graines de psyllium hachées ou en poudre. Vous pourrez les trouver dans les magasins bios. Suivez les indications. Les premiers temps, vous devrez peut-être utiliser des laxatifs pour aider à faire circuler les compléments riches en fibre. Ou bien vous pourrez peut-être tirer profit de lavements à la tisane de graines de lin (voir p. 62).

Sonne #7 est un produit constitué de bentonite, une argile liquide détoxifiante très efficace, et Sonne #9 ne contient que des fibres. (Vous pouvez vous procurer ces produits en ligne, N.D.T.) Lorsque vous les utilisez conjointement au régime d'élimination en onze jours, ils aident à augmenter au maximum l'élimination.

Il faut prendre garde aux risques d'occlusions intestinales, parfois accentués par les fibres. Un côlon paresseux n'achemine généralement pas bien ces dernières. Il aura peut-être besoin de l'aide de massages et de lavements.

Il existe toutes sortes de régimes et il peut être bon de réaliser que le simple fait de prendre chaque jour un petit-déjeuner constitué de fruits peut vous aider à retrouver une régularité et à détoxifier le corps. Mon régime santé et harmonie permet à la fois l'élimination et la fortification.

Un supplément de jus peut également favoriser l'élimination. Ils peuvent être consommés à dix et quinze heures.

Votre objectif final doit être d'arrêter les régimes. Il est capital de comprendre que les régimes que je recommande ne sont que temporaires et visent à éliminer les matières toxiques. De nombreuses personnes sont constamment au régime et éliminent tout le temps. Cela conduit à des carences en vitamines et en minéraux. Certains ne consomment jamais suffisamment d'aliments nutritifs pour que les tissus endommagés de leur corps soient remplacés. Ce n'est pas une manière de s'alimenter équilibrée. Voilà pourquoi j'ai inclus dans cet ouvrage ma description d'un mode de vie sain, qui ne repose pas que sur les aliments, mais aussi sur l'exercice et d'autres facteurs du mode de vie.

Chercher à déclencher une crise de guérison dans le corps est très important. Cependant, vous n'avez pas à le faire immédiatement. Lorsque je prends en charge une personne, je cherche à y parvenir le plus tôt possible, en prenant en compte le niveau de santé du patient, ses activités, son travail et son implication. Vous pouvez atteindre la crise de guérison en adoptant un mode de vie sain et en abandonnant les mauvaises habitudes qui interfèrent avec votre bonne santé. Si vous mettez de côté la malbouffe et votre vie dissolue pour adopter une attitude correcte, votre corps se calquera automatiquement sur ce que vous mangez et sur votre façon de vivre. La crise de guérison viendra donc d'elle-même. Le processus d'inversion débute dès que vous commencez à consommer les tisanes et à ajouter des fruits et des légumes à votre alimentation.

LES EXTRAORDINAIRES VERTUS DE LA CHLOROPHYLLE

Voici un régime composé uniquement d'eau, de préférence distillée, à laquelle on ajoute une cuillère à café de chlorophylle liquide par verre. On boit un verre toutes les trois heures. Ce régime nettoyant permet d'accroître les quantités de fer (naturellement présent dans la chlorophylle) et de collecter tout l'oxygène que nous respirons afin qu'il brûle les déchets toxiques. L'oxygène est amené aux cellules par le fer présent dans le sang. La chlorophylle liquide est généralement extraite des feuilles d'alfalfa, qui est l'une des plus grandes sources végétales de fer, ce dernier récoltant l'oxygène dans les poumons. Procéder ainsi durant trois ou quatre jours constitue un fantastique préambule à un jeûne ou un régime. Il s'agit selon moi du summum des régimes de purification pour les états catarrhaux. La verdure est généralement le meilleur moyen de les combattre.

LES RÉGIMES AMINCISSANTS

Nous souhaiterions ici vous présenter des régimes amincissants à la fois pour les végétariens et pour ceux qui mangent de la viande. Ces derniers perdront plus de poids et plus rapidement que ceux qui optent pour un régime végétarien. Nous avons expérimenté ces deux régimes depuis plusieurs années, et nous pouvons vous garantir qu'ils font vraiment perdre du poids.

Je recommande généralement de suivre un régime amincissant durant une semaine, puis d'alterner avec une semaine où on s'alimente normalement, et ce durant deux mois. Ainsi, on peut perdre du poids avec le régime amincissant tout en entretenant notre santé en équilibrant avec une alimentation normale.

Si vous souhaitez perdre plus de poids et plus rapidement, nous vous proposons également des régimes encore plus stricts

Régime amincissant pour ceux qui consomment de la viande

Faites alterner ce régime avec le régime santé et harmonie du Dr Jensen durant huit semaines (deux mois).

Vous pouvez consommer de l'agneau, du poisson, du bœuf maigre ou de la volaille. Évitez les viandes grasses. Cuisez au four, grillez ou bien rôtissez le poisson, la volaille et la viande. Choisissez uniquement des poissons blancs (avec nageoires et écailles).

Ajoutez toujours des tomates finement tranchées ou des tranches de pamplemousse lorsque vous consommez de la viande, de la volaille ou du poisson. Ne consommez des tomates en conserve que si vous ne pouvez pas vous en procurer des fraîches.

Si vous n'aimez pas la viande, remplacez-la par des protéines telles que des œufs, du fromage blanc, des aspics, du lait écrémé, du lait de soja, du tofu, des yaourts pauvres en matières grasses et du lait de riz.

Tous les légumes doivent idéalement appartenir au tableau des légumes contenant 5 % de glucides que vous trouverez p. 53.

Buvez *uniquement* entre les repas, une heure avant ou deux heures après. Consommez du KB-11 (un diurétique) ou bien de la tisane de gaillet gratteron (2 tasses par jour).

Je vous suggère les menus suivants durant une semaine :

- **Petit-déjeuner :** un fruit frais et un ou deux œufs ou du fromage blanc.
- **Déjeuner :** du riz complet, un légume et une salade.
- **Dîner :** de la viande ou du poisson avec des tomates ou du pamplemousse, et un légume (si vous le souhaitez).

Voici d'autres suggestions de repas :

- Une tasse de lait écrémé, 1 cuillère à soupe de farine de graines de sésame, ½ avocat et 1 fruit. Mixez.
- Une tasse de lait écrémé, du cresson ou de la laitue romaine (hachée) ; une salade ; du poisson et des tomates.
- Des fruits et du fromage.
- Des pommes et du fromage blanc.

Vous pouvez consommer occasionnellement des galettes de riz.

LÉGUMES CONTENANT 5 % DE GLUCIDES

Artichaut
Asperges
Aubergines
Bettes
Brocolis
Cardon
Céleri
Champignons
Chicorée
Chou
Chou marin
Chou-fleur
Choucroute (pas en conserve)
Choux de Bruxelles
Concombre
Courgettes
Cresson
Endive
Épinards
Fanes de betteraves
Fanes de navet
Feuilles de moutarde
Germes (d'alfalfa, de haricots mungos, etc.)
Gombo
Haricots verts
Laitue
Oseille
Pissenlit
Poireaux
Radis
Rhubarbe
Scarole
Tomates

Régime amincissant strict pour ceux qui consomment de la viande

Optez pour le menu suivant :

- **Petit-déjeuner :** un fruit frais et un œuf ou deux.
- **Déjeuner :** des légumes et une salade.
- **Dîner :** de la viande ou du poisson avec des tomates ou du pamplemousse.

Régime amincissant pour les végétariens

Faites alterner ce régime avec le régime santé et harmonie du Dr Jensen durant huit semaines (deux mois).

Buvez *uniquement* entre les repas, une heure avant ou deux heures après. Consommez du KB-11 (un diurétique) ou bien de la tisane de gaillet gratteron (2 tasses par jour).

Ajoutez toujours des tomates tranchées finement ou des tranches de pamplemousse lorsque vous consommez des protéines pour le dîner. Ne consommez des tomates en conserve que si vous ne pouvez pas vous en procurer des fraîches.

Consommez des protéines telles que les œufs, le fromage blanc, les aspics, le soja, le tofu, ou les yaourts pauvres en matières grasses.

Tous les légumes devraient appartenir au tableau des légumes contenant 5 % de glucides que vous trouverez p. 53.

Je vous suggère le menu suivant durant une semaine :

- **Petit-déjeuner :** un fruit frais et un ou deux œufs ou du fromage blanc.
- **Déjeuner :** du riz complet et un légume et une salade.

- **Dîner :** des protéines avec des tomates ou du pamplemousse et un légume, si vous le souhaitez.

Voici d'autres suggestions de repas :

- Une tasse de lait écrémé ou de lait de soja, 1 cuillère à soupe de farine de graines de sésame, ½ avocat et 1 fruit. Mixez.
- Des fruits et du fromage.
- Des pommes et du yaourt pauvre en matières grasses.
- Une tasse de lait écrémé, du cresson ou de la laitue romaine (hachée) ; une salade avec du fromage blanc et de la tomate (en alternative, vous pouvez prendre quatre à six gélules de cresson par repas).

Vous pouvez consommer occasionnellement des galettes de riz, et je vous conseille des gélules de chlorella pour équilibrer chaque repas.

Régime amincissant strict pour les végétariens

Optez pour ce menu :

- **Petit-déjeuner :** un fruit frais et un œuf ou deux.
- **Déjeuner :** une salade de légumes.
- **Dîner** : des protéines de soja avec des tomates ou du pamplemousse.

> **Avertissement**
>
> Selon moi, il est très difficile à la fois de soigner les cas de tuberculoses et de faire un bon travail d'élimination. Si la maladie a été contenue, je pense qu'il est malavisé de la réveiller en déclenchant ce processus. Cependant, on peut avoir une assez bonne santé en menant une vie sensée et en se préservant des excès, et nous sommes parvenus à faire suivre des régimes d'élimination à de très nombreuses personnes. En outre, ceux qui souffrent de diabète ou d'hypoglycémie ne devraient entreprendre un régime que sous surveillance médicale.

LE RÉGIME JUS DE CAROTTE

Je dois vous signaler que le fait de boire uniquement du jus de carotte constitue un régime en soi. Mais arrive un moment où il faut arrêter car il ne suffit pas à rester en forme. Ce n'est pas un aliment parfait. Il n'est pas équilibré et ne contient pas tous les minéraux, vitamines, lipides et protéines nécessaires à la construction d'un tout nouveau corps. Les tissus qui ont besoin de protéines n'en tireront pas suffisamment des seules carottes.

Je ne pense pas qu'il existe un jus particulier qui soignerait tout. Mais je suis convaincu que le repos que vous apportez à votre corps lui offre l'opportunité d'inverser la maladie et de recouvrer la santé. Le secret réside dans le fait de permettre au corps de se reposer de la nourriture. Si on lui épargne les efforts nécessaires à la digestion d'aliments trop nombreux et variés, notre système de digestion et d'élimination parvient à vaincre la maladie.

Certaines personnes suivent le régime jus de carotte durant une semaine, d'autres deux et certains parviennent même à le faire durant un mois sans problème. Comme souvent, mieux vaut entreprendre ce régime sous la surveillance de votre médecin ou de votre pharmacien.

La plupart du temps, le régime carotte consiste à boire un verre de jus toutes les trois heures (ou plus, si vous le souhaitez). Vous pouvez le faire durant dix, vingt jours ou même plus longtemps. J'ai fait suivre ce régime à un homme durant toute une année. C'est long ! Il souffrait d'un cancer du côlon, mais le jus de carotte l'a aidé à s'en débarrasser.

Le Dr H.E. Kirshner, qui a écrit le livre *Live Food Juices* (les jus de fruits, aliments vitaux, N.D.T. – HE. Kirschner Publications, Monrovia, Californie, 1975), est venu me trouver dans mon bureau parce qu'il avait découvert que j'avais fait suivre ce régime à ce patient pendant longtemps. L'homme avait continuellement évacué du mucus et du catarrhe de son côlon. Des quantités presque incroyables furent éliminées. Il s'agissait simplement de matières toxiques accumulées dont il devait se débarrasser.

On peut parfois pratiquer des lavements parallèlement à ce régime.

LE RÉGIME RAISIN

Un peu moins de deux kilos de raisin par jour représentent une bonne quantité pour un régime raisin et certains de mes patients en mangent environ 500 grammes toutes les trois heures. Il ne doit pas s'agir de variétés blanches ou rouges sans pépins mais de celles qui en contiennent car ce sont les plus bénéfiques. Je mets toujours mes patients en garde contre une trop grande consommation d'aliments hybrides. À l'origine, tous les fruits et légumes se sont répandus grâce à leurs graines. Les fruits qui n'en contiennent pas sont le résultat d'hybridations et ne se rencontrent pas dans la nature. Les aliments qui possèdent des graines sont des aliments vitaux. Je pense donc que les raisins contenant des pépins sont les meilleurs. Le Concord, Le Fresno Beauty ou le Muscat constituent tous de bonnes variétés. Je ne dis pas que vous devez manger les pépins. Vous pouvez les mâcher si vous le souhaitez. Ils sont entourés d'une matière, le bitartrate de potassium (ou crème de tartre), excellente pour favoriser l'élimination du catarrhe. Assurez-vous donc de profiter de tous les éléments du pépin lorsque vous mangez. Si vous mâchez la peau du grain, vous découvrirez qu'elle est très amère, mais cela indique qu'elle est riche en potassium, très efficace pour nettoyer le corps. Gayelord Hauser a bâti sa réputation grâce au bouillon de potassium. C'est un excellent nettoyant et détoxifiant pour le corps.

Je pense qu'il faut pratiquer des lavements, tout particulièrement au début du régime raisin. Les matières toxiques s'accumulent et il est bon de favoriser leur circulation. Vous pouvez vous nourrir de raisin durant cinq à dix jours sans surveillance, mais si vous prolongez le régime, je vous conseille d'être accompagné par une personne qui y est familiarisée. Elle sera en théorie capable de gérer toute réaction qui pourrait vous sembler étrange. Souvent, ces réactions ne sont que des crises de guérison ou une élimination.

LE NETTOYAGE À LA PASTÈQUE

Lorsque c'est la saison des pastèques, nous pouvons consommer ce fruit pour un bon régime d'élimination. Manger de la pastèque durant trois, quatre ou cinq jours est un formidable diurétique. Cela aide à évacuer nombre de déchets stockés dans le côlon, et l'apport supplémentaire en eau collecte les matières toxiques et les emporte.

LE BOUILLON D'ÉPLUCHURES
DE POMMES DE TERRE

Ce bouillon, très riche en potassium, est l'un des plus efficaces pour traiter l'acidité intense dans le corps, tout particulièrement dans les cas de rhumatismes et d'arthrite. Deux tasses par jour durant un, voire deux mois, entre les repas, conviennent à la plupart des gens, en plus de l'alimentation habituelle. Cela aide à neutraliser les acides accumulés au cours de longues périodes. Cela facilite également l'élimination des déchets toxiques qui se sont installés dans différentes parties du corps, et la neutralisation des acides qui s'attaquent aux articulations. C'est une aide formidable pour lutter contre les douleurs rhumatismales. Ce bouillon doit être utilisé dans le cadre d'un mode de vie sain.

LES TISANES

Les tisanes sont toutes utiles. Essayez d'associer leurs différentes vertus aux problèmes dont vous souffrez. Par exemple, pour l'insuffisance rénale, il est conseillé d'opter pour la prêle, le persil, ou des mélanges spécifiques pour les reins et la vessie, disponibles en magasins spécialisés.

> **Mon bouillon en cas de crise**
> Je pense qu'en période de crise, il est bon d'opter pour les légumes. Parfois, une trop grande quantité de jus de fruits déclenche une élimination trop intense et trop rapide, et les légumes sont beaucoup plus doux avec notre corps. Je recommande à tous mes patients qui traversent une crise de guérison un à trois jours de bouillon d'épluchures de pommes de terre. Le processus d'élimination nous fait perdre du chlorure de potassium, que le bouillon permet de remplacer.

Pour les reins, la tisane de baies de genévrier permet une bonne élimination. Écrasez-les, versez une tasse d'eau chaude dessus, laissez reposer jusqu'à ce que l'eau devienne tiède, et savourez cet excellent thé. Vous pouvez ajouter un peu de miel si vous le souhaitez. Trois prises en vingt-quatre heures permettent une formidable détoxification des reins. Vous pouvez également faire cuire des asperges fraîches dans de l'eau et boire trois fois par jour une demi-tasse à café de cette eau.

La tisane de menthe poivrée est excellente pour les problèmes d'estomac, ainsi que la camomille.

Si vous souffrez de catarrhe pulmonaire, la consoude ou le fenugrec peuvent être consommés deux ou trois fois par jour.

La tisane de graines de lin est parmi les meilleures pour l'élimination et le soin des intestins. Elle est utile en cas d'inflammations ou d'irritations, ainsi que pour les ulcères de l'estomac.

Faites infuser une cuillerée à café de graines de lin dans une tasse d'eau chaude et laissez reposer jusqu'à ce que le mélange devienne légèrement « visqueux ». Dans certains cas, il est préférable de boire uniquement le liquide et de jeter les graines.

Cette tisane peut également être très utile pour les lavements. Certaines personnes trouvent les lavements à l'eau irritants pour le côlon, mais en utilisant un mélange d'environ 50 cl de tisane de graines de lin et une cuillerée à café de chlorophylle liquide, elles obtiennent de bons résultats sans gêne ni douleur. On peut les pratiquer quotidiennement si nécessaire.

Il existe également d'autres régimes détoxifiants. L'un d'entre eux consiste par exemple à nettoyer la vésicule biliaire avec du jus de betterave ou bien un mélange de celui-ci et d'un peu d'huile d'olive.

Rappelez-vous, l'un de nos objectifs est de parvenir à utiliser tout ce qui est à notre portée pour renforcer la solidité et la résistance des tissus, afin qu'ils éliminent les substances toxiques.

S'il n'est selon moi pas bon de suivre en permanence un régime alcalinisant, je reconnais que cela peut être utile pour lutter contre des états anormaux du corps. Les protéines et les fibres ajoutées aux régimes nous protègent du risque d'une trop forte alcalinisation. Les urines sont censées être acides. Lorsqu'elles deviennent alcalines, c'est souvent un signe que nous consommons trop de fruits et de légumes. Le Dr D. C. Jarvis, auteur de *Ces vieux remèdes qui guérissent* (Robert Laffont, 1976), utilisait une cuillère à soupe de vinaigre de cidre de pomme dans un verre d'eau pour retrouver des urines normales. Nous pensons pour notre part que la meilleure rectification survient lorsque l'on change d'alimentation et de style de vie.

LES BAINS DE KNEIPP

Rendez-vous dans un lieu où il y a de l'herbe ou du sable. Prenez un tuyau d'arrosage, sans embout spray et, en partant des orteils, remontez sur la jambe droite jusqu'à l'aine, puis redescendez vers la cheville par l'arrière de cette jambe. Faites la même chose sur la jambe gauche. Ne passez qu'une fois sur chaque jambe, et ne faites cette opération qu'une fois par jour. Ne vous séchez pas avec une serviette. Marchez dans le sable ou l'herbe jusqu'à ce que vos jambes et pieds soient secs, soit environ dix minutes. Si vous vous essuyez, les effets bénéfiques en seront annulés.

Dès que vous entamez le processus de détoxification et commencez à clarifier vos idées, vous comprenez que vous êtes en train de vous construire un meilleur corps. Je sais qu'il est impossible de vivre une vie parfaite. Mais vous découvrirez qu'en affrontant l'existence avec une attitude plus éclairée, déterminé à vivre en harmonie avec la nature, votre vie et votre santé s'amélioreront sous bien des aspects.

EXERCICES

J'utilise toutes les méthodes possibles pour stimuler l'élimination chez mes patients. Par exemple, je leur apprends que l'exercice physique améliore le tonus des tissus, et des tissus forts éliminent mieux. La nutrition et l'exercice œuvrent donc de concert.

Les activités agréables sont bénéfiques. J'entends par là les exercices aquatiques, le baseball, le handball, la randonnée ou le basket-ball, pour n'en citer que quelques-unes. Elles détoxifient le corps. L'exercice physique entraîne une sudation, et améliore la circulation sanguine et lymphatique dans les tissus. Il accélère l'élimination des déchets toxiques et la reconstruction cellulaire. Il existe des exercices à faire chez vous, que vous devriez découvrir si vous n'avez pas la possibilité de sortir pour courir, sauter ou faire du jogging. Certains exercices correspondent à des situations spécifiques. Ils peuvent se pratiquer en extérieur, dans l'eau, et même au lit ou en fauteuil roulant. Je veux par exemple parler des exercices isométriques. À moins de souffrir de calcification sur tout le corps, il est toujours possible de faire de l'exercice.

Les exercices isométriques incluant des contractions et relâchements, des tractions et des poussées peuvent s'avérer très efficaces pour la détoxification. Certains stimulent les ganglions lymphatiques du cou. D'autres, les intestins.

Il existe des exercices pour le foie qui consistent à se tordre, se pencher et faire pivoter le corps d'un côté à l'autre. Les exercices sur planche inclinée sont excellents : en ramenant les genoux à la poitrine, on comprime les muscles abdominaux. Essayez de pédaler les jambes en l'air allongé sur votre lit ou bien sur la planche. La lumière du soleil tend aussi à améliorer l'élimination. On peut faire de la gym au soleil, de préférence sans vêtements.

Le saut et la corde à sauter sont excellents pour la détoxification. Vous pouvez également utiliser des tapis de marche comme ceux que l'on trouve dans les salles de gymnastique. Ils peuvent être très utiles si vous n'avez pas la possibilité de sortir courir ou marcher.

Ramer (sur un bateau) est excellent pour les poumons et la poitrine. Le vélo est parfait pour les jambes. Pensez également à l'équitation. Ces exercices sont bons pour l'estomac, les intestins, le foie et la circulation. Choisissez en fonction de votre caractère.

Nous prenons en permanence soin de notre santé en établissant un programme efficace de détoxification. Une certaine quantité de sommeil est nécessaire à cette fin. Essayez de vous coucher tôt quelques soirs. J'ai connu des patients qui souffraient de chevilles enflées et sur lesquels les traitements n'avaient que peu d'effets, et qui ont connu de grandes améliorations en allant se coucher tôt et en passant du temps allongé.

LES QUATRE CANAUX D'ÉLIMINATION

Tonifier l'intestin

Il est nécessaire d'avoir un sang propre et riche en fer pour réparer et reconstruire des tissus sains, mais ces tissus doivent également avoir du tonus. Je suis persuadé que la nourriture seule n'est pas le remède à tout lorsque l'on entame le processus d'inversion. J'entends par ces termes, le fait de repousser la maladie jusqu'à ce qu'elle ait disparu. Je vous conseille différents exercices, tout particulièrement pour les intestins et les organes de l'abdomen, afin d'améliorer leur tonus pour qu'ils puissent fonctionner mieux. Un côlon fatigué et apathique ne peut pas éliminer correctement. Voilà pourquoi j'enseigne à mes patients comment améliorer le tonus par des exercices correctifs. Les plus adaptés sont les suivants :

- **Les genoux à la poitrine.** Asseyez-vous au bord d'une chaise, les épaules touchant presque le dossier et les talons au ras du sol, tandis que vous vous agrippez avec vos mains au bord du siège. Levez les genoux à la poitrine puis tendez les jambes mais sans toucher le sol, et effectuez le même mouvement au moins deux ou trois fois (puis jusqu'à dix à quinze fois lorsque vous aurez de l'entraînement).

- **Le chat de gouttière.** Voici un autre bon exercice de tonification. Asseyez-vous puis soulevez une jambe, pliez le genou et levez la jambe devant l'abdomen en la faisant passer par-dessus l'autre. Alternez une jambe puis l'autre et répétez dix à quinze fois.

- **La balle.** Voici un formidable exercice à faire au lit. Faites rouler vingt-cinq fois une balle de tennis ou un ballon de handball sur votre abdomen, en partant du côté droit et en faisant tout le tour de l'abdomen en un cercle. Appuyez sur la balle tandis que vous la faites rouler et contractez en réponse les muscles de l'abdomen.

- **La planche inclinée.** Utile pour les côlons paresseux, même ceux souffrant de diverticulose. C'est très efficace dans les cas de prolapsus et de stase du côlon, soulageant la pression des gaz et stimulant les centres nerveux vitaux du cerveau. Je déconseille toutefois l'utilisation de la planche inclinée si vous souffrez d'hypertension, de maladies cardiaques, d'hémorragies internes ou externes, ou si tout type d'exercice est contre-indiqué pour vous à cause de problèmes abdominaux.

Si vos muscles abdominaux manquent de tonus, vous risquez un prolapsus des organes. Le cœur, affaibli, ne peut pas pomper correctement le sang à travers le corps, et le manque de pression l'empêche de lutter contre la gravité pour remonter jusqu'aux tissus cérébraux.

Certaines personnes semblent avoir tout essayé pour se rétablir, et pourtant leurs organes fonctionnent encore mal. Beaucoup d'entre elles ne réalisent pas que la force revitalisante de chaque organe provient du cerveau. Les gens dont les activités les obligent à demeurer constamment assis ou debout ont du mal à avoir suffisamment de sang dans les tissus cérébraux si leur cœur, apathique et sous-entraîné, ne parvient pas à le faire remonter. Si les tissus cérébraux manquent du sang dont ils ont besoin, chaque organe de notre corps en souffrira.

Le cœur est innervé et contrôlé par le cerveau, et continue à pomper régulièrement grâce à lui. Aucun organe ne peut fonctionner sans le cerveau. Je pense que le succès de ma méthode de soin provient de ce que je suis conscient que le cerveau doit être convenablement nourri. Les exercices sur la planche inclinée sont absolument nécessaires pour recouvrer une santé parfaite.

Il existe toutefois de nombreux cas dans lesquels ils sont contre-indiqués. Mieux vaut donc demander l'avis d'un professionnel avant de se lancer dans un programme trop exigeant. Si vos abdominaux ne sont pas très entraînés, il est préférable d'y aller doucement et d'augmenter progressivement les exercices à mesure que vous vous fortifiez.

N'utilisez pas la planche sans avis médical en cas d'hypertension, de cancer pelvien, d'appendicite,

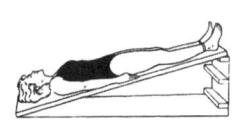

1. Allongez-vous à plat sur le dos, en laissant la gravité ramener vos organes abdominaux à leur juste place et le sang circuler vers votre tête. Restez étendu sur la planche au moins 10 minutes. Cette position de base doit idéalement toujours précéder et suivre chaque série d'exercices.

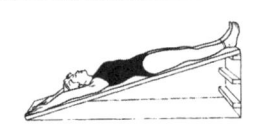

2. Allongé sur le dos, étirez votre abdomen en ramenant les bras derrière la tête.
Ramenez-les ensuite sur les côtés de votre corps et répétez le mouvement 10 à 15 fois. Cela étire les muscles abdominaux et ramène l'abdomen vers les épaules.

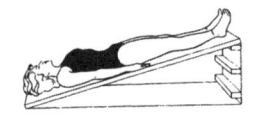

3. Si vous êtes en très bonne santé et âgé de moins de quarante ans, vous pourrez pratiquer cet exercice sans danger. Sinon, attendez d'avoir au moins deux semaines d'entraînement puis procédez avec précaution, en évitant une fatigue abdominale excessive. Consultez votre médecin en cas de doute. Prenez une grande inspiration et retenez votre souffle. Toujours en bloquant votre respiration, contractez puis relâchez vos muscles abdominaux 5 fois. Vous devriez sentir votre abdomen remonter vers vos épaules lorsque vous contractez, puis s'affaisser légèrement lorsque vous relâchez. Respirez normalement, puis répétez l'exercice 10 à 15 fois, en respirant normalement entre chaque série.

d'ulcère de l'estomac ou des intestins, ou encore de grossesse.

Ces exercices sont quasiment les mêmes que les autres exercices que l'on pratique allongé. Le plus important consiste à ramener les genoux à la poi-

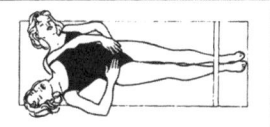

4. Malaxez vigoureusement votre abdomen avec le plat de la main. Inclinez-vous d'un côté puis de l'autre, en vous massant 10 à 15 fois de chaque côté. Redressez ensuite votre buste grâce à vos abdominaux. Rallongez-vous.

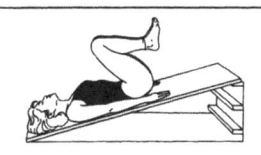

5. En vous agrippant aux bords de la planche, ramenez les genoux vers la poitrine. Une fois dans cette position, (a) tournez la tête de chaque côté 5 ou 6 fois, puis (b) soulevez-la légèrement et décrivez 3 ou 4 cercles. Changez de sens de rotation. Répétez chaque série 2 ou 3 fois.

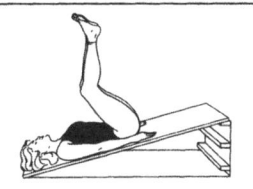

6. En vous agrippant aux bords de la planche, soulevez les jambes à la verticale. Décrivez des cercles vers l'extérieur avec vos jambes dans des directions opposées, 8 à 10 fois. Changez de sens, en tournant vers l'intérieur. Au bout d'une semaine ou deux d'entraînement, passez à 25 cercles.

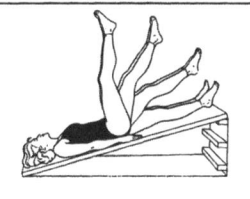

7. Soulevez les jambes à la verticale. En gardant les genoux tendus, abaissez lentement la jambe gauche, puis la droite. Levez et baissez chaque jambe 15 à 25 fois. Puis abaissez lentement les deux jambes à la fois. Répétez 3 ou 4 fois.

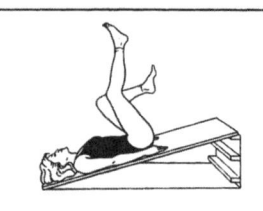

8. Soulevez les jambes à la verticale. Pédalez en l'air 15 à 25 fois. Faites-le lentement, augmentant progressivement la vitesse au cours de vos deux premières semaines d'entraînements réguliers.

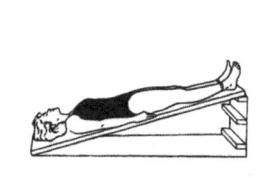

9. Allongé à plat sur le dos, détendez-vous complètement, en laissant votre sang circuler. Restez dans cette position durant 5 à 15 minutes.

trine en s'agrippant aux deux côtés de la planche. Cela fait remonter tous les organes abdominaux vers les épaules. Dans cette position, pivotez la tête d'un côté à l'autre et dans tous les sens, afin de faire circuler le sang dans toutes les zones du cerveau et du crâne. Ramener les genoux à la poitrine sur la planche inclinée fait remonter l'estomac et les organes abdominaux vers la poitrine, ce qui les renforce et les tonifie.

Les exercices sur la planche inclinée sont particulièrement bénéfiques en cas d'inflammations ou de congestions au-dessus des épaules, telles que les problèmes de sinus, les problèmes visuels ou oculaires, l'eczéma du visage et du crâne, les problèmes des oreilles et tous les autres troubles de ce genre. Ils sont également efficaces pour ceux qui souffrent de difficultés circulatoires, de fatigue, d'étourdissements, de pertes de mémoire et de paralysies. La plupart des gens supportent très bien une inclinaison dans laquelle le bout de la planche est à peu près situé à la hauteur de l'assise d'une chaise. En cas d'étourdissement, vous pouvez réduire l'angle pour plus de confort. Pour commencer, limitez-vous à cinq minutes d'exercice par jour. Augmentez progressivement le temps passé sur la planche jusqu'à atteindre dix minutes. Vous pourrez trouver pratique de faire dix minutes de planche vers 15 heures, puis à nouveau avant d'aller vous coucher. Au lit, soulevez un peu les fesses pour permettre à vos organes de retrouver leur position normale.

Brossage de la peau (à sec)

Il faut toujours s'occuper en premier lieu des organes d'élimination lorsque l'on veut jouir d'une meilleure santé. Le brossage de la peau est d'une grande importance lorsque l'on veut que celle-ci élimine correctement. Je le considère comme l'un des meilleurs types de « bains ». Aucun savon ne saurait rendre la peau aussi propre que la nouvelle peau qui se trouve en dessous. Nous fabriquons constamment de la nouvelle peau, tout au long de notre vie. La peau aura la propreté du sang qui la nourrit.

Le brossage permet de retirer la couche supérieure de l'épiderme. Cela aide à éliminer les cristaux d'acide urique, le catarrhe et d'autres acides du corps. La peau doit en éliminer environ 1 kg chaque jour, il faut donc la conserver active. À moins de vous brosser la peau, vous ne pourrez pas la conserver réellement propre et en bonne santé en portant constamment des vêtements.

Utilisez une brosse sèche en poils végétaux avec un long manche. Ce type de brosses pour les massages de la peau est bon marché. *N'utilisez pas de nylon*. Passez-la à sec dès le lever, avant de vous laver ou de vous habiller. Frottez dans tous les sens et sur tout le corps, excepté le visage. Pour celui-ci, vous pouvez opter pour une brosse spéciale, plus douce.

Entraînement des poumons

La randonnée, la course, la marche, la natation, les flexions et torsions, et tous les autres exercices d'aérobic aident les poumons à respirer plus profondément et à absorber plus d'oxygène. Des inspirations rapides suivies de lentes expirations permettent d'entraîner la structure pulmonaire.

Nettoyage des reins et de la vessie

Pour prendre soin des reins, suivez les régimes et procédures de prise de boissons (particulièrement l'eau) et d'élimination décrits dans ce livre.

Boire chaque matin deux ou trois verres d'eau avant le petit-déjeuner est un moyen simple de nettoyer quotidiennement ses reins et sa vessie. Cela entraîne la vessie et élimine l'urine et les résidus accumulés durant la nuit, tout en tonifiant cet organe. C'est particulièrement utile au-delà de cinquante ans.

Ainsi, on prend soin de manière mécanique des quatre canaux d'élimination : les intestins, la peau, les poumons et les reins. Les thérapies à base d'eau et les massages, la physiothérapie, et d'autres formes de soins peuvent être employés pour obtenir plus rapidement un bon tonus des tissus et une activité corporelle adéquate. Essayez cependant de toujours penser au développement du corps dans son ensemble, et non simplement à celui d'un tissu ou organe.

CHAPITRE 4

Détoxification

*Mon approche de la détoxification
est celle de la nature…
sans médicament…
le « remède nature »*

Il y a une différence entre l'action des médicaments et celle de la nature. Je ne dis pas que l'une est meilleure que l'autre, mais chacun d'entre nous est plus attiré par tel ou tel mode de vie, de la même manière que certains aiment les colleys et d'autres les scottish terriers, ou encore que certains choisissent d'être baptistes et d'autres catholiques. Il y en a pour tous les goûts. Je pense que toute recherche de la vérité et de ce qui a un sens pour soi a sa valeur. Et je crois que, quelle que soit la voie que vous choisissez, cette expérience fera grandir votre âme.

Tandis que nous vivons notre détoxification, nous sommes nombreux à nous rendre compte que notre vie quotidienne est largement en décalage avec la nature et ses lois. Nous pouvons penser que nous nous sommes éloignés de l'innocence et de la simplicité du jardin d'Éden. Nous pouvons découvrir de manière un peu brutale que notre style de vie et notre alimentation ne nous mènent pas vers un corps et une santé optimaux. Nous réalisons que nous avons accumulé dans nos corps, nos esprits et nos âmes des « bagages » indésirables qui entravent notre recherche de la vérité et de la paix intérieure.

SAVEZ-VOUS CE QU'EST SE SENTIR MERVEILLEUSEMENT BIEN ?

J'ignore si nous sommes très nombreux à réellement savoir ce que c'est que de se sentir bien… merveilleusement bien… et, surtout se sentir en bonne santé. Je pense que la santé n'est pas tout, mais sans elle tout le reste n'est rien ! Sans une bonne santé, vous ne pouvez pas profiter de votre argent. Sans une bonne santé, vous ne pouvez pas vivre un mariage heureux ou élever correctement vos enfants. Vous devez être conscient qu'il y a un prix à payer lorsque l'on veut suivre la voie qui conduit à « se sentir merveilleusement bien ». C'est souvent long et compliqué.

Selon mon approche naturelle de la santé et de la guérison, si l'on bloque les processus naturels d'élimination, en ingérant des matières toxiques ou en les empêchant d'être évacuées, la maladie chronique finira par se développer. Il nous faut inverser ce processus et l'accumulation des matières toxiques dans le corps. Et on ne peut le faire qu'en le détoxifiant : en se reposant, en buvant plus de liquides et en drainant le catarrhe, les matières toxiques et les accumulations que l'on trouve dans le corps en les amenant à « l'état circulant ». Le mot *catarrhe* provient du mot grec signifiant « s'écouler ». Lorsque vous ramenez le catarrhe desséché à un état partiellement liquide, votre corps commence à se nettoyer. La guérison mène au nettoyage, et le nettoyage à la guérison.

Contrairement aux remèdes naturels, les médicaments sont des compositions chimiques fabriquées par l'homme, qui possèdent des effets spécifiques sur le corps, certains bons et d'autres mauvais. Tous les médecins et fabricants de médicaments vous diront que ces produits possèdent des effets secondaires indésirables. Nombre d'entre eux bloquent les processus naturels d'élimination du corps et masquent les symptômes de la maladie.

En ajoutant du fer dans notre alimentation, on élimine plus facilement les résidus de médicaments qui entravent le processus naturel de guérison. Le fer dans le sang capte l'oxygène de l'air inspiré par les poumons. Le fer est très utile pour tirer suffisamment d'oxygène de l'air afin de rehausser le niveau d'énergie du corps et de stimuler le métabolisme jusqu'à ce que les organes, les glandes et les tissus soient capables de rejeter les matières toxiques. On trouve du fer dans les mûres, les framboises, les mûres de Logan et tous les légumes verts, ainsi que dans la viande rouge, la volaille et le poisson.

Notre but avec les cures naturelles est de liquéfier et drainer les dépôts toxiques des différents tissus du corps afin qu'ils soient transportés vers les organes d'élimination. L'arrêt de certains médicaments peut déclencher des symptômes et des processus d'élimination très aigus. Il se peut qu'ils soient presque insupportables. Mais pour aller bien, certains d'entre nous devront en passer par là.

Beaucoup de gens, au cours de leur détoxification, ont arrêté le café et souffert de maux de tête liés au manque de caféine. Il nous faut nous débarrasser de cette substance, ainsi que de la nicotine, des résidus médicamenteux, des métaux lourds et des autres toxines qui se sont accumulées dans les tissus. Il se peut que nous ayons à subir des maux de tête pour aller mieux. Il se peut qu'arrêter l'alcool nous soit difficile. Il en va de même pour tous les médicaments et tout autre produit installé dans le corps et interférant avec la santé et la guérison.

On dit que les remèdes naturels demandent du temps. C'est vrai, mais les maladies chroniques mettent également du temps à se développer. Il nous faut comprendre que le corps fonctionne selon les lois de la nature. Durant le processus d'inversion, alors qu'il se nettoie, nous découvrons que nous suivons le chemin inverse de celui qu'a emprunté la maladie pour se développer, conformément à la loi de Hering : « La guérison va du pied vers la tête, de l'intérieur vers l'extérieur et en machine arrière dans le temps. »

Les patients souffrant d'asthme subissent toujours, durant le processus d'inversion, des symptômes du rhume des foins et de la grippe : fatigue, douleurs osseuses, fièvre. Ces symptômes disparaissent tous rapidement et, si les patients poursuivent le processus, ils récupèrent un corps sain et en bonne santé.

La souffrance n'est pas toujours uniquement physique, elle peut être mentale et spirituelle. Cela me déprime lorsque je vois un enfant asthmatique auquel on donne une sucette ou un cornet de glace. Les bonbons sont parmi les premières causes du trouble ! Le gros problème ici est l'ignorance. Lorsque l'on est au courant, n'est-il pas triste de voir une telle chose se produire ? Mais certaines personnes n'ont aucune idée de ce qu'elles font. Elles doivent apprendre par la force et par le biais de terribles expériences.

J'ai souvent constaté que la plupart des gens qui en avaient assez d'être malades se tournaient vers les méthodes et les soins naturels.

Beaucoup de personnes souhaitent simplement se débarrasser de leurs symptômes actuels et, une fois que c'est fait, retournent à leurs anciennes habitudes néfastes et tout en étant persuadés d'être heureux.

Si vous suivez ma méthode, vous devrez nettoyer votre vie ! Vous nettoyez votre esprit, vos idéaux, vous redressez le cap de votre vie et faites des efforts pour obtenir un corps nouveau. Tout cela passe par des crises de guérison et des processus d'élimination. Nombre de gens viennent me voir avec la langue chargée, signe qu'ils sont, pour ainsi dire, « pleins à ras bord » de matières toxiques. Cela signifie que leur foie est intoxiqué et que leur côlon n'élimine pas correctement. Les poumons sont remplis de catarrhe, de mucus et de phlegme. Pour éliminer tout cela, il faut entamer le processus de détoxification.

Combien de temps prend-il ? Je pense qu'il faut compter deux ou trois semaines du programme de votre choix, puis poursuivre avec un mode de vie sain. Vous pourrez éventuellement recommencer un autre programme de détoxification selon le poids que vous avez pris, l'état de votre corps, si vous vous en sentez capable, etc.

N'essayez pas de tout faire d'un coup ! Mieux vaut suivre ces programmes sous surveillance médicale.

Un homme est un jour venu me trouver en se plaignant qu'il avait mauvaise haleine, que sa vue baissait, ainsi que son audition, et que sa langue était plus chargée que jamais. Il me dit que tout cela était apparu au cours des quatre ou cinq derniers mois. Je lui demandai comment il se sentait au niveau intestinal, et il me répondit que depuis le même laps de temps il avait des difficultés à aller à la selle et que les éliminations avaient pratiquement cessé. Il avait dû recourir aux lavements et aux laxatifs, et il se demandait maintenant ce qui n'allait pas. Il avait remarqué que ses odeurs corporelles étaient très fortes, et sa femme avait commencé à s'en plaindre. L'heure d'un programme de détoxification avait sonné, je lui conseillai donc mon régime d'élimination en onze jours. Ce programme peut ne pas convenir à tout le monde. Votre choix devra être avisé.

Vous pouvez opter pour du jus de carotte durant cinq jours, ou le régime raisin durant dix ou douze jours, comme nous l'avons évoqué dans le chapitre 3. Vous pouvez choisir un jeûne court, ou un plus long si vous avez déjà l'habitude de ce procédé. Cependant, je ne pense pas que qui que soit devrait entreprendre seul un long jeûne à l'eau. Suivez toujours les conseils de votre médecin à ce sujet.

Le programme de détoxification aide à vaincre les allergies. Nous avons découvert qu'un régime d'élimination est bénéfique dans tous les cas de décharge catarrhale. Ils sont la première solution vers laquelle se tourner dans ces cas ou dans tout autre cas de douleur corporelle. Mangez aussi peu que possible et entamez un programme de détoxification.

Parfois, lorsque nous voulons éliminer et détoxifier, il est bon de quitter l'environnement dans lequel se sont développés les problèmes de santé. Mieux vaut s'entourer de gens heureux et se construire une nouvelle attitude face à la vie. Cela signifie qu'il faut vous éloigner des gens mauvais, irritables et commencer une nouvelle vie pour vous-même. Le bonheur est une des composantes d'un processus d'élimination réussi. De nos jours, les gens ont besoin de bonheur, d'amour, de paix et d'harmonie plus que de toute autre chose.

> Nous ne devrions jamais bloquer une élimination de catarrhe, de phlegme ou de mucus dans le corps. Ce blocage est ce que nous appelons la suppression. Cette suppression de l'élimination naturelle nous conduit vers les maladies chroniques. Il faut laisser le corps se nettoyer et se purifier, et ne jamais arrêter l'élimination. Les traitements, aliments, médicaments ou styles de vie qui bloquent l'élimination ne font que masquer les symptômes ou la maladie.

Les programmes de détoxification sont utiles dans presque toutes les maladies. Ils sont indiqués pour pratiquement tous les problèmes pulmonaires. Certaines maladies, comme la tuberculose, le diabète et l'épilepsie, requièrent des précautions spéciales.

Des convulsions peuvent très rapidement survenir lorsque l'on suit un programme d'élimination. Il nous faut nous assurer que quelqu'un sachant comment réagir dans ce cas est à proximité. Les convulsions sont des contractions musculaires involontaires. Il existe de nombreuses causes possibles. La libération des toxines au cours d'un jeûne ou d'un régime d'élimination peut provoquer des changements chimiques dans le cerveau, qui perturbent les centres nerveux. Dans les cas de diabètes, il y a des risques de coma. Il est donc nécessaire que ceux qui en souffrent soient suivis par des personnes compétentes. Les colites répondent bien aux programmes de détoxification. La constipation (stase intestinale) est la première chose à laquelle il faut veiller lorsque l'on entame une détoxification.

SOIN DES INTESTINS GRÂCE AUX LAVEMENTS ET AUTRES MÉTHODES DE NETTOYAGE

Nous ne détoxifions pas le corps simplement en éliminant les déchets dans le côlon. Cela va bien plus loin ! Nous devons comprendre que les cellules doivent être nourries et que l'énergie vitale doit s'accroître. Il faut détoxifier le foie et tous les autres organes internes en plus des intestins, des ganglions lymphatiques, des poumons, des reins et même de la peau. Alors que les canaux d'élimination sont détoxifiés et nettoyés, d'autres parties du corps commencent expulser des toxines.

Je souhaiterais vous faire remarquer que lorsqu'on est en bonne santé la détoxification du corps se déroule automatiquement. De nombreuses personnes, lorsqu'elles ont de la fièvre, ne se tournent que vers les lavements. Elles ne réalisent pas que certaines tisanes agissent comme des diurétiques, augmentant l'élimination des déchets toxiques par les reins.

Alors que nous nous efforçons de récupérer une bonne santé et d'augmenter la résistance de nos tissus, le corps élimine de mieux en mieux. Nous nous débarrassons des déchets toxiques absorbés lorsque nous étions épuisés, fatigués, en surmenage et donc moins résistants. Il existe un grand nombre de déchets métaboliques à éliminer. Il peut y avoir des acides qui se développent en cas de soucis, de haine et de peur. Des catarrhes engendrés par une mauvaise alimentation ou la prise de médicaments. Avec le programme d'élimination débute ce que nous pourrions appeler un sevrage de ses dépôts de médicaments et des autres toxines.

J'insiste sur le fait que les lavements et les irrigations coloniques, ainsi que les nettoyages que l'on peut depuis peu pratiquer facilement chez soi grâce aux planches coloniques, jouent un rôle de premier plan dans la détoxification corporelle. Ces nettoyages sont à mi-chemin entre le lavement et l'irrigation. Ils sont plus poussés que le lavement, mais pas aussi puissants ou risqués que l'irrigation. Un nettoyage parfait du côlon demande souvent plus d'une semaine mais, une fois qu'il est effectué, tous les systèmes et canaux d'élimination évacuent les toxines bien plus efficacement.

L'IMPORTANCE DE LA CRISE DE GUÉRISON

Lorsque le processus d'élimination se met en route et que les matières toxiques sont prêtes à être expulsées par un corps fort, nous avons littéralement mérité notre crise de guérison. La crise de guérison est la version naturelle de ce que nous appelons un « remède ».

Donnez-moi une crise de guérison et je guérirai n'importe quelle maladie.

Dr Henry Lindlahr

Donnez-moi le pouvoir de provoquer la fièvre et je guérirai n'importe quelle maladie.

Hippocrate, père de la médecine

C'est durant ces crises de guérison que nous avons des poussées de fièvre. Lorsque nous en faisons l'expérience pour la première fois, elles nous semblent être des crises de maladie. En effet, ce sont les mêmes symptômes qui se manifestent. Cependant, les crises de guérison se déclenchent souvent quand le patient se sent extrêmement bien, tandis que les maladies surviennent lors de périodes de mauvaise santé. Les crises de guérison démultiplient l'élimination par tous les organes qui y participent (peau, côlon, poumons, lymphe et reins) par rapport à ce qui survient lors d'une crise de maladie. Les intestins fonctionnent parfaitement durant une crise de guérison, ce qui n'est pas le cas durant les crises de maladie. C'est la raison pour laquelle on pratique les lavements lorsque vous êtes souffrant. Ce n'est pas nécessaire durant la crise de guérison puisque, habituellement, les intestins fonctionnent parfaitement.

Pour que la crise de guérison survienne, il faut que les cellules soient nourries et que les tissus des organes soient sains, de manière à rejeter les encombrements toxiques par le biais d'une forte excrétion de chaque organe, glande et tissu du corps.

Rappelez-vous une chose à propos des régimes que je vous ai conseillés : il faudra finir par arrêter de les suivre. La plupart d'entre eux ont pour but la détoxification, l'élimination, la perte de poids ou le rééquilibrage chimique du corps. Vient ensuite un moment où vous devez simplement adopter une alimentation et un mode de vie sains, arrêter les régimes et toutes les procédures temporaires visant à donner un coup de fouet à la santé.

Il faut penser que l'élimination va parfois trop vite pour certaines personnes. Elles perdent du poids trop rapidement et s'affaiblissent durant le régime ou le processus de nettoyage. Cela peut être provoqué par un excès de fruits et de leurs jus (particulièrement d'agrumes). Rappelez-vous que les légumes évacuent les acides et agissent sur le corps bien plus lentement que les fruits. Ces derniers agitent les acides et, souvent, il nous faut être attentif à ne pas consommer trop de leurs jus. Les agrumes apportent une forte dose d'énergie vitale et peuvent agiter les matières toxiques très rapidement. Si nos canaux d'élimination ne sont pas prêts à évacuer les mouvements d'acidité que les agrumes déclenchent dans le corps, nous pouvons ressentir des crampes, des douleurs et des poussées de fièvre suite au trop grand stress infligé aux organes d'élimination.

Il y a quatre féculents qui produisent moins de catarrhe que les autres et, pour notre stratégie de nettoyage, il peut être bon de renoncer au blé et à l'avoine. Je suis persuadé que le gluten contenu dans ces deux céréales est responsable de la majeure partie des problèmes sérieux de catarrhe dans le corps. En outre, le blé fait grossir. Tout comme l'avoine. Ce qui n'est pas le cas des quatre féculents que je vais vous recommander, lesquels ne produisent pas non plus de catarrhe. Ce sont le seigle, le riz, la semoule de maïs jaune et le millet, quatre céréales complètes merveilleusement nutritives.

> ### Rappelez-vous...
> Tout jeûne prolongé doit être effectué sous surveillance médicale. La détoxification revient à abattre les murs d'un vieux bâtiment. Il arrive un moment où il faut reconstruire, et cela survient grâce à une nouvelle alimentation. Vous devrez à un certain moment arrêter le régime et poursuivre avec un mode de vie sain. Mieux vaut passer du régime au mode de vie sain puis refaire un mois de régime environ, et ainsi de suite.

Un homme m'a dit qu'il avait suivi le régime pamplemousse et que cela avait été très bénéfique pour ses sinus. Il a ensuite déclaré : « J'ai entendu dire que vous prescriviez le régime jus de carotte ». J'ai répondu : « Oui, je peux vous prescrire du jus de carotte comme régime. » Il a dit : « J'aimerais faire trois semaines au jus de carotte ». Il a donc fait ses trois semaines à ce régime, puis a découvert que la pastèque était très riche en silicium et réputée très efficace pour les problèmes de catarrhe. Il entreprit donc trois semaines de régime à la pastèque. Lorsqu'il en eut terminé avec cela, vint la saison du raisin et, bien entendu, ce fruit est si efficace en cas de catarrhe que l'homme se lança dans trois semaines de régime raisin. C'est excessif. Il ne faut pas passer votre vie à courir après les régimes.

Le corps ne peut pas se construire par des régimes de détoxification, d'élimination ou le jeûne. Vous devez trouver le moyen de conserver une bonne santé par le biais d'une vie adaptée et d'une alimentation équilibrée. Les régimes doivent être prescrits par des médecins et des hôpitaux afin de prodiguer des thérapies aux gens qui ne prennent pas bien soin d'eux-mêmes. Ils ne représentent pas un mode de vie sain. Comprenez-vous cela ?

Le meilleur programme alimentaire pour tous est mon régime santé et harmonie. Apprenez cette méthode pour vivre sainement et appliquez-la chez vous.

LES CHANGEMENTS PHYSIQUES ENTRAÎNENT DES CHANGEMENTS MENTAUX

Une personne malade est rarement heureuse, alors que c'est souvent le cas d'une personne en bonne santé ! Quand nous éliminons les matières toxiques du corps, notre état mental change en même temps que le corps, car nous libérons l'esprit et le cerveau de ces poisons qui les oppressent. Nos pensées sont plus claires et nous pouvons prendre plus facilement des décisions. Nous pouvons profiter de notre environnement et voir la beauté comme jamais auparavant.

Le bonheur et la beauté n'ont pas leur place dans un corps malade et intoxiqué. Les personnes malades se morfondent et se plaignent qu'elles ne se sentent pas bien, que rien ne va, elles sont irritables. Je pense qu'il existe des troubles mentaux qui ne sont en fait que des perturbations toxiques qui interfèrent avec une activité cérébrale et nerveuse correcte. Il nous faut retrouver des connexions nerveuses pleinement efficaces vers chaque partie du corps. C'est la fonction numéro un dont il faut s'occuper pour que notre corps et notre esprit puissent aller bien. Dès lors que notre structure nerveuse reçoit les bons nutriments ou se met à éliminer les matières toxiques qui se sont accumulées dans le corps, nous commençons à nous sentir mieux et notre esprit est plus efficace et lucide.

Lorsque le cerveau fonctionne mieux, il en va de même pour les connexions nerveuses. Et c'est tout le corps qui travaille mieux.

Les personnes qui entreprennent une détoxification nous disent invariablement « Je me sens mieux ! » Les sentiments sont dépollués dans la structure nerveuse. Notre structure cellulaire peut parfois être affamée, assoiffée, froide, et douloureuse. Pour sortir de ces états, nous devons suivre un programme de détoxification qui soulage les cellules des déchets dans le corps.

> *L'esprit ne peut pas être considéré comme une entité complètement séparée. Il n'a jamais existé d'esprit entièrement détaché de l'influence des processus corporels, des instincts animaux, des traditions primaires, des marques de l'enfance, des réactions conventionnelles et du savoir empirique.*
>
> ANONYME

Nous avons besoin d'une aide extérieure dans notre programme de détoxification. Il nous faut surmonter les obstacles qui nous empêchent d'obtenir une meilleure santé, par exemple le café et les donuts, les toxines provenant d'aliments frits ou d'additifs chimiques, ou les poisons des cigarettes ou du tabac à chiquer. Nous finissons par découvrir que ces choses constituent les déchets qui nous piègent dans une vie malsaine. Nous nous étonnerons un jour de voir à quel point nous sommes restés bloqués dans cet état de mauvaise santé et de malheur.

Si nous avons une mauvaise vue, peut-être est-ce parce que nos yeux sont handicapés par des toxines. Si nous entendons mal, c'est peut-être que notre oreille interne est influencée par des matières toxiques provenant de la malbouffe. Il est possible que chaque cellule et chaque organe de votre corps aient besoin d'un rajeunissement. De nouvelles cellules sanguines se créent tous les 120 jours. Produisons de nouveaux tissus à partir d'un sang propre pour découvrir la vitalité. Je tiens aussi à souligner que lorsque nous éliminons les matières toxiques de l'un des organes du corps, tous les autres sont affectés. C'est parce que cela se fait par le biais du sang. Ce dernier entre en contact avec chaque cellule du corps. Tous les organes sont nourris et nettoyés par lui. Il nous faut donc également nettoyer le sang. Nous devons lui apporter les bons nutriments par un régime adapté.

Le foie est sans conteste l'un des premiers organes dont nous devrions nous occuper. Il détoxifie et élimine les déchets mieux que tout autre, à l'exception du côlon. Il le fait naturellement, mais il nous faut cependant éviter les aliments qu'il doit détoxifier et choisir ceux qui le nourrissent et le fortifient. Essayez de manger quotidiennement de bons aliments naturels. Vous constaterez bientôt que le foie se régénérera et se mettra à détoxifier plus efficacement. Parmi les produits qui sont bénéfiques à cet organe se trouvent le jus de cerise, les gélules, la tisane et les feuilles d'alfalfa, et la chlorophylle, l'un des nettoyants les plus efficaces qui soient. Nous avons découvert que le bouillon d'ortie brûlante, la menthe poivrée et la gentiane jaune sont bons pour le foie. Les feuilles et la tisane de pissenlit sont également excellentes pour son nettoyage.

Il nous faut des aliments antiseptiques, comme le raisin blanc ou vert, les citrons, les oignons et l'ail. Le jus d'ananas, les mûres, les figues de barbarie et le bouillon de paille d'avoine sont excellents pour éliminer le catarrhe. Les aliments riches en silicium et en sodium sont antiseptiques et acido-réducteurs.

Les meilleurs aliments pour éliminer le catarrhe et développer une réponse plus rapide des tissus afin de se débarrasser des matières toxiques sont les produits iodés, tels que la dulse de Nouvelle-Écosse, *Chondrus crispus*, le kelp et les aliments ayant poussé à moins de 80 km des côtes. Le lait de chèvre cru compte parmi les produits contenant le plus de fluor, ce qui est particulièrement bon pour les problèmes pulmonaires et l'expulsion du catarrhe. Le fluor est l'élément des dents et des os permettant de résister au pourrissement, et il est utile pour combattre les infections. Le chlore, élément nettoyant, aide à éliminer le pus et le catarrhe dans le corps. On le trouve en quantité dans les légumes et les fruits, partout où sont présents le sodium et le potassium. Le silicium aide à éliminer le catarrhe de la plèvre (la membrane qui entoure les poumons). Il est stocké dans la peau et contribue à ce que cet organe conserve son activité. Les aliments riches en sodium sont également excellents pour l'élimination du pus. Les plus riches sont les olives, le petit-lait de quelque sorte que ce soit, le gombo et céleri. Ils contiennent énormément de sodium, tout comme les fruits sucrés et mûris au soleil.

Pour nous débarrasser du catarrhe, nous pouvons utiliser des cataplasmes et des compresses. Celles de consoude sont formidables pour les plaies infectées. L'*Aloe vera* peut également être utilisé en compresses. Les cataplasmes d'oignons sur la nuque, le dos ou la glande thyroïde peuvent être très efficaces pour se débarrasser du catarrhe lié au rhume. Une vive lumière solaire est également très utile. L'altitude, l'air sec et des aliments qui ne produisent pas de catarrhe sont particulièrement favorables lorsqu'on souhaite se soulager de cette gêne ainsi que du catarrhe dû à la grippe.

Pour libérer les cellules des déchets accumulés au fil des années à cause d'aliments dévitalisés tels que les farines raffinées, le sucre blanc et les produits fabriqués à partir de ces composants, il nous faut débuter un programme impliquant directement les organes d'élimination.

La première chose à faire, et la plus importante, est de prendre soin des matières toxiques situées dans le côlon. Nous devons incorporer dans notre alimentation au moins 25 à 30 grammes de fibres chaque jour. Nous pouvons les trouver dans des salades de légumes, des fruits ou des céréales complètes. Beaucoup de gens ne pensent pas que les salades soient nécessaires. Beaucoup croient que le persil ne sert qu'à décorer un plat. Il est fait pour être mangé ! Très peu de personnes pensent à faire cuire à la vapeur et à manger les feuilles de betterave. Les épinards peuvent se consommer crus ou cuits. Lorsque nous souhaitons éliminer les matières toxiques du corps, il nous faut consommer plus d'aliments crus. Je ne dis pas qu'il faille consommer 100 % de notre nourriture ainsi, mais nous devrions en manger beaucoup. Les jus de légumes crus sont tout particulièrement bons pour les intestins et le foie.

La betterave crue hachée est l'un des meilleurs aliments pour l'élimination, et elle stimule le flux de la bile depuis le foie et la vésicule biliaire dans le tractus gastro-

intestinal. Les plus grandes sources de fibres sont les gélules d'alfalfa et le son d'avoine.

Je recommande souvent la prise d'une substance pancréatique afin de favoriser la digestion, et pour cela nous pouvons également utiliser des pilules de plantes digestives. J'en prends deux à chaque repas.

La digestion s'améliore lorsque l'on ajoute des substances pancréatiques à chaque repas. Les gélules de papaye sont également très efficaces et agissent en douceur. On peut aussi utiliser le gingembre. En outre, le thé à la menthe est un formidable digestif.

Notre cœur partage nos joies et nos peines. Il s'étire ou se contracte en fonction de nos humeurs, pleure avec nous, fait son deuil avec nous, gémit avec nous, et il peut même se blesser si nous ressentons une trop forte joie. Il peut trembler sous l'effet d'une trop importante agitation cérébrale qui, comme un tourbillon, parvient à déraciner même les plus solides ancrages. Nous pourrions vivre plus longtemps si nous épargnions à nos cœurs les conséquences de leur partenariat dans nos entreprises physiques, morales, mentales et émotionnelles. Lorsque nos cœurs las et éprouvés par les batailles rejoindront l'armée innombrable de ceux qui les ont précédés et l'incommensurable légion de ceux qui les suivront, leur récompense sera à la hauteur du sacrifice consenti.

CHAPITRE 5

Le processus d'inversion et la crise de guérison

> *« Une crise de guérison est une réaction aiguë découlant de l'ascendance des forces guérisseuses de la Nature sur la maladie. Elle tend vers la guérison, et est donc, en cela, conforme au principe constructeur de la Nature. »*
> Extrait d'un manuel de la naturopathie

J'aimerais vous parler de ce qui survient après la période où nous nous sentons bien, lors d'un programme d'élimination et de détoxification. La crise de guérison est le résultat d'un important effort de chaque organe du corps, qui essaie d'éliminer les déchets et de faire place à la régénération, conformément à la loi de Hering : « La guérison va du pied vers la tête, de l'intérieur vers l'extérieur et en machine arrière dans le temps. »

À travers ce processus de construction vers la santé, les anciens tissus sont remplacés par des nouveaux. Une crise de maladie, au contraire, est naturelle mais défavorable. Tous les organes du corps travaillent contre elle, plutôt qu'avec elle comme dans le cas des crises de guérison. Tout ce qui se produit, favorable ou non, est contrôlé par les lois de la nature.

La crise de guérison donne l'impression que l'on est malade, car on ressent à nouveau certains symptômes passés, mais il y a une énorme différence : l'élimination. Durant la crise de guérison, l'élimination est abondante. On va naturellement à la selle. Tous les organes d'élimination jouent leur rôle. Elle est régulière, contrairement aux périodes de maladies où elle s'arrête ou se réduit, ce qui accentue les symptômes. Durant la crise de guérison, les processus d'élimination sont amplifiés par les quantités d'énergies emmagasinées. Le catarrhe et tous les autres déchets qui s'étaient accumulés dans le corps sont maintenant dissous et circulent librement, et un processus de nettoyage et de purification est en marche.

En apportant de nouveaux nutriments, on développe de meilleures fondations. Ainsi, dans le corps, de nouveaux tissus remplacent les anciens. Avec le temps, ces nouveaux tissus deviennent suffisamment forts pour participer aux différentes activités du corps. Que deviennent les anciens tissus ? Ils ne sont pas immédiatement absorbés, ni éliminés. Ils sont évacués à travers le flux sanguin, sur une période de plusieurs mois, par un processus progressif de réabsorption et de remplacement. La construction de nouvelles cellules s'accomplit lorsque du sang sain transporte les nutriments adaptés et circule là où c'est nécessaire. La véritable guérison a lieu lorsque les nouveaux tissus ont remplacé les anciens.

La crise peut survenir sans avertissement, mais vous pourrez généralement prédire qu'elle est proche en constatant à quel point vous vous sentez merveilleusement bien. Le dernier jour de la période d'élimination est tel qu'une explosion, pour ainsi dire. La force vitale et les énergies sont libérées. Cette explosion ne survient que lorsque la puissance des nouveaux tissus entre en activité. Les anciens se sont épuisés et les nouveaux, construits à partir d'éléments pleins de vitalité et de processus favorables à la santé, sont devenus plus forts que les anciens tissus maltraités. Les tissus construits à partir d'une mauvaise alimentation et d'habitudes néfastes doivent un jour se confronter aux nouveaux tissus plus forts, nés des aliments sains. L'issue du combat ne fait aucun doute. C'est pourquoi nous disons que la crise de guérison est un mal pour un bien. Beaucoup de gens ne se rendent pas compte qu'ils ont franchi un cap et que leur nouveau moi est désormais en train de s'affirmer.

Il existe trois étapes qu'une personne doit franchir pour aller bien. Ce sont l'élimination, la transition et la construction. La crise survient souvent durant l'étape de transition, qui correspond au moment où les nouveaux tissus ont acquis une maturité suffisante pour assumer les fonctions d'un corps plus parfait.

La crise de guérison dure généralement trois jours environ, débutant par une légère douleur ou un inconfort qui peut s'intensifier jusqu'à ce que le point d'expulsion complète ait été atteint. La douleur diminue ensuite. Si le patient manque d'énergie, la crise dure parfois une semaine, ou plus. Plus la vitalité et la puissance du patient sont grandes, plus il ou elle sera affecté profondément par la crise.

Même si de nombreuses voies mènent à la crise, le jeûne y conduira le patient plus rapidement que toute autre méthode. Le jeûne seul ne suffit pas, cependant, pour se remettre totalement des maladies. Les éléments chimiques nécessaires à la reconstruction du corps et les instructions pour un mode de vie adapté devront être fournis par un médecin à la suite du jeûne.

Il arrive souvent que la crise ne survienne pas durant un jeûne. Si c'est le cas, il sera alors nécessaire de suivre durant quelque temps un programme pour renforcer la santé. Toutes les conditions doivent y être favorables : le climat et l'altitude, la bonne attitude mentale, des habitudes alimentaires saines et une bonne élimination. Pensez au corps entier qui se met en œuvre et rectifie ce qui n'allait pas.

La crise ne peut pas être déclenchée sans un régime adapté ou le jeûne, mais la meilleure alimentation du monde sera inefficace si le patient a besoin d'exercices correctifs. S'il est dans un état mental qui entraîne une forte irritation ou des colites dans les intestins, les meilleurs soins du côlon ne résoudront pas le problème – ni même les meilleures de toutes les autres méthodes physiques existantes. Une alimentation adaptée et de bonnes conditions des intestins peuvent accomplir de grandes choses. Cependant, si le corps est encombré de catarrhe, il faudra peut-être traverser de petites crises préparatoires avant que la dernière puisse survenir. Tout doit être pris en considération et se trouver à sa juste place pour préparer la crise de guérison.

Une femme que je traitais depuis quelque temps était, pensais-je, sur le point d'atteindre la crise de guérison lorsqu'elle me téléphona à deux heures du matin pour me dire qu'elle souffrait de terribles douleurs à l'estomac. Quand j'arrivai chez elle, elle était en train d'utiliser une pompe pour se nettoyer l'estomac. En lui posant des questions, je découvris qu'elle avait partiellement modifié son alimentation, mais pas assez. Elle m'avait précédemment demandé si elle pouvait manger du pain de seigle. Comme elle était âgée de soixante-quinze ans, je ne voulais pas lui imposer de changements drastiques dans son alimentation ou lui interdire totalement le pain, ce que j'aurais fait chez un patient plus jeune. Je lui avais donc autorisé le pain de seigle, pensant qu'elle en mangerait en quantités modérées. Il est inutile de vous dire que j'ai été surpris d'apprendre qu'elle en avait consommé une miche entière à chaque repas, matin, midi et soir. Je compris alors que sa douleur et ses troubles n'avaient rien à voir avec une crise de guérison. Sa consommation de pain avait ralenti le processus.

L'iris permet de se faire une très bonne idée de l'état de santé d'un patient. S'il ou elle a suivi les conseils, les preuves se lisent à cet endroit. Le type de crise de guérison que nous avons mentionné, cependant, ne concerne que certaines personnes : celles qui souhaitent vivre en accord avec les lois de la nature.

Il y a quelques années, je prescrivis à un homme presque aveugle et souffrant de problèmes cardiaques une routine quotidienne constituée d'un régime adapté, d'exercice et de repos. Environ trois mois après le début du traitement, on me demanda de passer le voir. Il souffrait de douleurs cardiaques. Je sus qu'il s'agissait d'une crise de guérison et qu'il s'en sortirait très bien. Cette crise dura douze heures. Presque immédiatement après, il fut capable de lire le journal pour la première fois depuis des années. Il parvint ensuite à déchiffrer de petits caractères et, au bout d'environ deux mois, il put aller au cinéma. Son problème cardiaque n'était pas entièrement résolu, mais la crise lui permit d'éliminer les matières toxiques de son corps et, par le processus de construction qui s'ensuivit, il put récupérer une santé plutôt bonne.

Rappelez-vous que, lorsque la crise de guérison est en marche, on traverse une étape où l'on ressent de manière aiguë des symptômes semblables à ceux de la maladie. Lorsqu'on élimine les problèmes, on revit pas à pas ces anciens symptômes, comme l'a souligné le Dr Constantin Hering. Afin d'aller mieux, le patient doit traverser la crise de guérison. Il faut s'y attendre, la rechercher et œuvrer à son déclenchement.

L'une de mes anciennes patientes avait passé trois années à aller d'un médecin et d'un sanatorium à l'autre dans tout le pays afin de soigner ses quatorze ulcères de la jambe. Ils guérirent en trois semaines de temps grâce à sa coopération : elle accepta de ne rien avaler d'autre que des bouillons faits à partir de la partie supérieure des légumes. Elle ne souffrit d'aucune crise durant ces trois semaines, mais au bout de deux mois de mes soins, elle perdit la vue pendant deux jours. Au départ, elle ne parvint pas à en comprendre les raisons, puis elle se souvint d'un incident survenu des années auparavant : alors qu'elle était professeur de piano, elle avait une fois travaillé si dur pour se préparer à un récital qu'elle en avait perdu la vue durant deux jours. Elle avait ensuite recouvré une vision normale.

Les gens oublient généralement les maladies ou blessures dont ils ont souffert dans le passé, mais les crises de guérison sont presque toujours un moyen de se souvenir de ces événements oubliés.

Cette même patiente souffrait d'une déviation sévère de la colonne vertébrale. Au cours de sa guérison, elle contracta un fort « rhume » qui dura entre quinze et vingt jours. Il fut nécessaire de faciliter le processus d'inversion par des traitements d'élimination fréquents. Au cours de l'un d'entre eux, elle revécut une expérience qu'elle avait connue au cours d'un accident quinze ans auparavant. Pendant quelques instants, elle sembla se décomposer. Sa langue gonfla et elle pouvait à peine parler. Durant environ quinze minutes, son corps trembla de la tête aux pieds et elle sembla être dans un état critique. Mais lorsque cette crise fut terminée, sa tension vertébrale disparut. Sa déviation s'était atténuée, et elle continua de le faire aux cours des années suivantes. Cette patiente ne s'était pas sentie aussi bien depuis très longtemps.

Si je vous parle de ces cas, c'est pour vous démontrer qu'il y a bien un déroulement étape par étape, dans l'ordre inverse, de toutes les maladies et troubles rencontrés au cours de la vie. Ce processus est justifié lorsque l'on cesse de penser que les habitudes de vie d'une personne et les aliments qu'elle mange déterminent le type de tissus qu'elle possède. Afin de débarrasser le corps des tissus issus de mauvaises habitudes de vie – des tissus qui renferment des symptômes de maladies latentes et deviennent chroniques – le processus consistant à revivre d'anciens symptômes est nécessaire. Nous souffrons des péchés de notre chair. Nous souffrons durant le processus de la crise de guérison, la dernière étape de purification.

Nous ne devrions pas forcer un tissu à se trouver dans une condition aiguë à moins que le corps y soit préparé. Le processus d'élimination des reins sera plus efficace et les résultats plus permanents si les autres organes d'élimination fonctionnent mieux que correctement. L'estomac peut plus facilement surmonter un problème si le côlon fonctionne normalement. En cas de décharge des bronches et d'élimination, le côlon l'aidera, et le processus deviendra plus complet à mesure que le patient traversera la crise. Pour la déclencher, on a besoin d'autant d'aide que possible de la part de chaque organe d'élimination. Voilà pourquoi la crise de guérison est plus efficace si le médecin a traité « l'organisme comme un tout », plutôt que certains organes uniquement, comme on le fait si souvent dans les cabinets lambda. Les médecins qui comprennent la crise de guérison savent qu'elle évolue mieux lorsque l'on suit un programme complet de vie saine.

L'iridologie permet presque à coup sûr de prédire l'approche d'une crise. Nous savons que lorsqu'un patient commence à rassembler des forces et semble aller bien, nous pouvons être sûrs que les tissus reçoivent en surabondance du sang propre et sain. Ce dernier est pur, riche en nutriments et permettra de construire des tissus plus sains et ouvrira la voie à la crise de guérison. En gardant à l'esprit les conditions que nous venons de citer, les docteurs devraient pouvoir déterminer quelques semaines auparavant quand la crise de guérison va arriver, et prévenir le patient.

Une stimulation peut aider chaque organe du corps à réagir, et il existe de nombreuses méthodes pour cela. Un organe dont on a accéléré le fonctionnement absorbera plus de nutriments, mais j'ai découvert que stimuler un organe individuellement ne produit pas d'effets durables. En effet, les autres ne lui apportent pas un soutien adapté. Voilà pourquoi je ne crois pas aux thérapies qui concentrent leur traitement sur un seul organe alors que le problème à corriger est global. Au cours d'une crise de guérison complète, pour le bien du corps entier, chaque organe change pour le meilleur. Ainsi, chaque changement survenu demeurera car toute la structure a été suffisamment renforcée pour conserver la condition revitalisée.

Je me souviens du cas d'un homme qui souffrait de problèmes d'estomac. Après que je l'eus soigné durant quelque temps, ces problèmes disparurent mais il développa au cours de la crise un terrible mal de dos. Quand je l'interrogeai, il me répondit ne pas avoir le souvenir d'un quelconque mal de dos par le passé. Cependant, une fois la crise passée, il revint me voir. Il s'était rappelé une chute d'un porche étant enfant, suite à laquelle il avait ressenti le même genre de douleur.

Un autre patient souffrait d'ulcères à l'estomac. En examinant ses iris, je découvris que ce jeune homme avait des dépôts de soufre dans son système et, même s'il m'affirma n'avoir jamais ingéré de soufre, cette substance était bel et bien là. Je continuai de l'interroger et découvris qu'il avait travaillé dans une entreprise qui produisait et empaquetait des fruits séchés, dans laquelle on utilisait du soufre. Il en avait respiré. Il existe de nombreuses manières d'introduire des substances dans notre corps sans le savoir, comme nous le montre l'exemple de ce jeune homme

Durant sa crise de guérison, ce patient fut victime d'une éruption cutanée. C'est quasiment systématique lorsque du soufre se trouve dans le système. Au cours d'une expérience menée dans une université orientale, plusieurs jeunes hommes ingérèrent chacun ¼ de cuillère à soupe de soufre. Au bout de trente jours, ils développèrent tous des furoncles.

La crise de guérison n'est pas seulement physique, elle est aussi mentale. Chez l'une de mes patientes, les améliorations physiques découlant du jeûne amenèrent une réponse des tissus cérébraux. Je lui demandai si quelque chose la troublait et si elle voulait en parler. Elle me répondit qu'elle avait l'esprit libre.

Deux ou trois jours plus tard, elle demanda à me parler et éclata longuement en sanglots. Elle me débita une longue histoire, m'expliquant qu'elle avait perdu un enfant car le médecin qui l'avait accouchée était sous l'emprise de l'alcool. Le bébé était mort-né, et le médecin lui avait dit que c'était parce qu'il avait contracté une maladie héritée de son mari (ce qui se révéla faux par la suite). Cette histoire avait probablement été inventée par le médecin pour masquer sa propre culpabilité. Ce souvenir avait tourmenté la patiente durant de nombreuses années, et elle en avait conservé un ressentiment latent envers son mari et un dégoût pour l'acte sexuel, qui l'avait menée à une expérience si douloureuse. En parlant avec elle, je résolus ce problème en lui démontrant qu'elle avait une vision distordue des faits. Je soulignai que, même si elle avait été malade, le jeûne aurait vaincu cette maladie par la crise de guérison. Je soulignai que d'autres femmes avaient eu des enfants mort-nés et n'avaient pas pour autant développé de problèmes mentaux, et qu'il était à son avantage de se débarrasser de cette situation. Après notre discussion, elle semblait être une personne nouvelle. Elle finit par vaincre sa crise mentale et j'eus la gratification de recevoir une lettre me disant à quel point elle était heureuse et à quel point sa vie conjugale avait été presque totalement transformée, car elle savait maintenant que son mari n'avait aucune responsabilité dans l'histoire.

Nettoyer l'esprit de ses fixations et complexes est tout aussi important que de nettoyer le côlon et tous les autres organes du corps. En essayant de guérir les gens par le jeûne, nous découvrons que, dans de nombreux cas, un long jeûne entraîne une crise psychique. Ces crises sont difficiles à gérer, et il faut beaucoup de patience et de compréhension pour aider le patient à les traverser. Lorsque ce dernier est dans un état mental qui lui fait revoir le passé, il ne répondra qu'à une personne en laquelle il a entièrement confiance. Il faut être en phase avec lui émotionnellement. Le patient peut dévoiler de nombreuses choses de son subconscient, qu'il niera une fois la crise passée. Nous savons qu'il existe de nombreux souvenirs et problèmes du passé qui, enfouis dans l'esprit, peuvent être la cause de diverses difficultés. J'ai entendu des patients qui, durant la crise, me relataient des événements survenus vingt ou trente ans auparavant. Certains me racontaient des expériences de leur passé sexuel qu'ils n'auraient pas révélées dans d'autres circonstances. Il s'agit de l'un des meilleurs processus de nettoyage pour le patient. Cependant, je ne conseille pas de prolonger un jeûne spécifiquement dans le but de déclencher une crise psychique.

J'ai parfois été assisté par un chirurgien durant les crises. Par exemple, l'un de mes patients souffrait à l'aine droite d'une faiblesse congénitale liée à des problèmes lymphatiques. Son corps était rempli de catarrhe. Suite au traitement, ce dernier fut éliminé par les glandes de l'aine. Un gonflement de la taille d'un pamplemousse se forma. Il semblait idiot de vouloir que cette masse soit absorbée et transportée à travers le corps pour être éliminée, en passant par les poumons, les reins et les intestins. Nous pratiquâmes une incision sans aucune anesthésie, dont nous pûmes extraire un litre et demi de pus.

Puisque c'était le corps du patient qui avait déclenché la crise, je pense qu'il aurait pu gérer le processus d'élimination, mais, l'aine n'étant pas un organe vital, nous avons choisi de drainer les matières toxiques hors de la peau. S'il avait été question d'un organe tel que le côlon ou les reins, nous l'aurions laissé éliminer par des canaux naturels. Le chirurgien qui travaillait avec moi était un ostéopathe qui savait ce qu'étaient les crises et comprenait ce que je souhaitais accomplir. Le psoriasis du patient guérit également après la crise.

Il n'existe pas deux cas semblables. Chacun vit différemment de son voisin, a un travail différent, un environnement contre lequel il lutte peut-être inconsciemment, des tensions et du stress. Cinquante causes différentes peuvent mener à des maladies différentes.

Durant la crise, le patient manque souvent d'appétit. Il faut écouter son corps. Il aura au cours de cette période besoin d'eau pour aider à évacuer les toxines qui en sont arrivées au stade de l'élimination, et il lui faudra également du repos. « Laissez aller » est une expression que j'utilise durant la crise pour parler du repos mental aussi bien que physique.

Les patients ne doivent pas trop manger et choisir des aliments qui favorisent le processus d'élimination. Au pic de la crise, il faut presque totalement s'abstenir de manger, afin de permettre au corps de se concentrer sur le processus de guérison. Considérez le corps comme une banque. Si des dépôts ont été constamment effectués durant le processus de construction, il y aura suffisamment de force dans laquelle puiser en cas de besoin. Si le patient jeûne au moment de la crise, son médecin pourra lui conseiller de continuer durant sept jours supplémentaires avant de recommencer à s'alimenter. S'il se sent bien, cependant, et que toutes les conditions semblent favorables, il pourra se remettre à manger.

La crise n'est pas directement l'œuvre du docteur, ni du patient. C'est le corps qui l'accomplit. L'intelligence du corps en connaît plus sur la réparation et la régénération de la structure des tissus que n'importe quel médecin, quels que soient les traitements qu'il préconise.

La crise se déclenche généralement lorsque le docteur s'occupe le moins du patient. Le corps déploie tous ses efforts pour revenir à un état normal et, dans la plupart des cas, on doit le laisser faire cela seul. Le médecin devra juste être attentif aux peurs qui pourront se développer, et éviter les traitements qui bloquent ou stimulent l'élimination. Un corps capable de produire cette crise de guérison est également capable de procéder aux réajustements normaux et n'a pas besoin d'aide supplémentaire. Dans la plupart des cas, ce n'est pas ce que les docteurs font pour leur patient qui compte, mais ce qu'ils ne font pas.

Remarque importante au sujet de la crise

La crise survient généralement juste après le moment où on se sent le mieux. C'est là la volonté de la nature. Aucun docteur, ni patient, ni aliment ne peut déclencher la crise. Elle survient lorsque votre corps y est préparé. Ce dernier suit son propre rythme. Cela arrive rapidement ou lentement, en fonction de la constitution du patient, de son système nerveux et de ce qu'il a fait pour la mériter. Cette crise *se mérite* par un travail acharné. Elle découle d'un sacrifice, du renoncement aux mauvaises habitudes, du choix d'un nouveau chemin, du nettoyage des conséquences de vos actions alors que votre vie n'était pas en accord avec les lois de la nature. La crise peut être violente, légère, difficile ou douce, selon ce que le corps peut contrôler et gérer. Certaines crises se présentent sous la forme de maux de dos, d'éruptions cutanées, de douleurs articulaires, de sensibilité dentaire ou de diarrhée. J'ai vu des gens qui souffraient de tous ces symptômes ; cependant, ceux-ci n'apparaissent généralement pas tous en même temps mais se déplacent d'une partie du corps à une autre selon l'endroit où il envoie de l'énergie pour le nettoyage, le rajeunissement et la purification des anciens tissus et de l'acidité probablement accumulée au fil des années.

Il semble que, de nos jours, la prévention des maladies n'est pas suffisante et que l'éducation et les idéaux en matière de santé ne sont pas conformes à ce que chaque individu devrait s'efforcer de rechercher pour mener à bien son propre programme de santé. Il est regrettable que certaines personnes semblent n'y prêter que peu d'intérêt et ne pas se rendre compte qu'elles sont en train de se suicider à petit feu à chaque instant. Elles ne s'intéressent à la santé que lorsqu'elles l'ont perdue où qu'elles ont des difficultés à accomplir leur travail ; elles se mettent alors à chercher comment remédier à leur situation. Lorsqu'un patient de ce genre est abandonné par ses médecins, il réalise enfin la gravité de son problème et est suffisamment effrayé pour tenter de le résoudre. Les naturopathes reçoivent souvent ces patients alors que tout espoir est pratiquement perdu.

C'est aux docteurs de guider leurs patients à travers la crise pour les soigner, mais ils ne devraient jamais promettre un remède, car il n'existe pas de remède absolu pour tout le monde. C'est au médecin de décider avec le patient la manière dont il doit traiter son problème, et il devrait lui expliquer très exactement comment il travaille afin que le patient sache à quoi s'attendre.

Comprenez-vous maintenant ce que j'entends par crise de guérison ? On sait généralement peu de choses à ce sujet, et les textes qui en parlent sont pour l'heure peu nombreux. Seul un petit nombre de médecins en connaissent beaucoup sur le sujet. J'ai la chance d'avoir pu observer beaucoup de choses sur la crise de guérison, et j'ai fait de mon mieux pour analyser et classifier ces informations. Le corps ne pourrait apporter de plus grande preuve de sa capacité à s'auto-ajuster, s'auto-régénérer et s'auto-soigner qu'il ne le fait en retraçant les anciennes maladies et en déclenchant la crise de guérison.

CHAPITRE 6

Prolonger les effets avec un régime alimentaire adapté

Après une crise de guérison ou à la fin d'un régime d'élimination ou d'un jeûne, il est essentiel de se tourner vers une alimentation correcte, un « non-régime » pour ainsi dire. Il nous faut tous chercher à adopter une alimentation pleinement nutritive et sans toxines, qui apporte les éléments nécessaires à la construction de nouveaux tissus tout en favorisant une élimination correcte des inévitables déchets et toxines, issues à la fois des processus internes et de l'environnement externe. Au fil des années, j'ai mis au point ce que j'appelle mon « régime santé et harmonie », que je vais vous présenter dans ce chapitre. Mais tout d'abord, je dois vous parler de quelque chose.

Un régime alimentaire sain peut (et devrait presque toujours) inclure des aliments que vous n'aimez pas. Cependant, j'ai personnellement observé que l'on peut apprendre à aimer de tels produits en se mettant dans l'état d'esprit adéquat. Je n'aimais pas les avocats ni les brocolis mais, puisque je sais que mon corps en a besoin, je les aime maintenant. Vous pouvez en faire autant. Presque tout le monde est capable de citer plusieurs aliments qu'il n'aimait pas avant mais apprécie désormais. Alors décidez que vous allez aimer les produits qui sont bons pour vous. Les légumes sont souvent le plus gros défi dans cette optique, et la clé pour les apprécier consiste généralement à trouver les sauces et assaisonnements qui leur donneront un goût délicieux. Allez dans votre boutique bio pour demander des conseils. Pour ma part, j'aime parsemer des bouillons en poudre de ma marque sur mes légumes. C'est délicieux, même sans sel. (J'ajoute parfois un peu de sel de mer naturel.)

Je voudrais que vous regardiez la réalité d'un autre œil. Le meilleur régime au monde ne pourra vous garder en forme si vous persévérez dans vos habitudes de vie destructrices. Débarrassez-vous des cigarettes, des médicaments, de l'alcool, des sucreries, du café, des sodas – et de toute autre chose que vous consommeriez à l'excès. Si cela vous contrarie, pensez à tous ceux qui l'ont fait avant vous. Vous aussi, vous pouvez y arriver. Une fois que vous aurez découvert la joie et la liberté de vivre une vie saine, vous trouverez plus de satisfaction dans votre travail, dans vos relations, vos loisirs et même vos différentes responsabilités. Vous n'aurez pas envie de retourner à votre ancienne vie.

Quand j'étais jeune, j'ai failli mourir à cause de mon alimentation presque essentiellement composée de nourriture au goût délicieux (viennoiseries, milk-shakes, aliments frits et desserts à foison). J'ai développé une dangereuse infection pulmonaire nommée bronchectasie. Les antibiotiques n'existaient pas à l'époque, et le seul conseil que put me donner mon médecin était de garder le lit. Un docteur de l'Église adventiste du septième jour changea alors ma vie en me donnant un cours intensif sur les aliments favorables à la santé. Il me fit découvrir les salades, que j'avais soigneusement évitées jusqu'alors. Je voulais tellement guérir que je modifiai mes habitudes alimentaires et me mis sérieusement aux exercices respiratoires. J'abandonnai les sucreries et autres douceurs néfastes pour la santé. Cela me prit près d'un an, mais je me débarrassai de cette infection et, à l'heure où j'écris, je suis âgé de quatre-vingt-douze ans.

La plupart des gens développent leurs préférences alimentaires en fonction des habitudes familiales et, lorsque les enfants grandissent, ils ont tendance à préférer ce qu'ils appréciaient déjà à la maison. Les femmes récemment mariées apprennent à préparer les plats que leur mari préfère. Ces pratiques malavisées s'opposent souvent aux merveilleuses connaissances sur l'alimentation et la nutrition qui ont été rassemblées par les nutritionnistes, biochimistes, microbiologistes et autres chercheurs.

La majorité des gens mangent trop de viande rouge, de produits laitiers, d'aliments à base de blé ou riches en sucres. L'excès de viande provoque une putréfaction dans les intestins. Trop de produits laitiers ralentissent le transit, favorisent la constipation et le développement du catarrhe. L'excès de produits à base de blé (et particulièrement ceux fabriqués avec de la farine raffinée) peut endommager les parois intestinales, ralentir le transit, faire prendre du poids et stimuler une très grosse production de catarrhe. Une surabondance de sucreries entraîne la prise et le stockage des graisses, contribue à la fermentation dans le côlon, nourrit les bactéries indésirables et surcharge le pancréas (les îlots de Langerhans, où est produite l'insuline). Plus de la moitié des Américains sont obèses à cause de leur ignorance en matière d'alimentation, des repas qui favorisent le stockage des graisses et du manque d'exercice.

Pour mettre en place votre nouvelle alimentation, videz vos placards et votre garde-manger. Débarrassez-vous des aliments qui engendrent des problèmes et stockez ceux dont vous aurez besoin pour suivre mon régime santé et harmonie. Éliminez les glucides raffinés, remplacez le sucre par du miel, de la mélasse et des fruits séchés (les édulcorants artificiels peuvent être dangereux pour la santé) et échangez votre farine blanche contre des produits à base de céréales complètes. Remplacez les produits laitiers par du lait de soja et du tofu, et des laits et beurres obtenus à partir de graines crues et de noix, les glaces par des sorbets et optez pour des fromages de chèvre. Vous pouvez consommer occasionnellement des yaourts, du kéfir ou du lait fermenté.

Mon régime recommande d'éviter les viandes grasses et de ne manger de viandes rouges maigres que quelques fois par mois. Choisissez plutôt les volailles et le poisson, ce dernier devant être un poisson blanc, avec des nageoires et des écailles (le saumon convient également). Grillez, cuisez au four ou à la vapeur la viande, le poisson ou la volaille ; ne faites rien frire et ne cuisez pas avec de la graisse de viande ou des huiles végétales concentrées. (Je vous conseille de vous débarrasser de vos poêles à frire.) Ne mangez de la viande, de la volaille et du poisson que trois fois par semaine, en les remplaçant par des protéines végétales les autres jours. Le fromage, le tofu, les yaourts et les haricots sont de bonnes sources de protéines.

Évitez les boissons contenant de la caféine et les sodas riches en phosphates. La caféine stimule trop les nerfs, interfère avec le métabolisme des glucides et agresse les parois intestinales. Les sodas riches en phosphates absorbent le sodium du corps, et ce dernier est expulsé avec eux dans les urines. Les tisanes et substituts naturels au café sont meilleurs pour vous, et les jus de fruits sont bons pour la santé, contrairement aux sodas. Gardez à l'esprit que le café décaféiné contient encore 2 % de caféine.

Le sel de table (chlorure de sodium) est raffiné à de hautes températures et n'est pas un aliment naturel. De nombreux Américains consomment plusieurs fois les apports journaliers recommandés (AJR), qui sont de 2,4 grammes de sodium. Ce dernier agit plus comme une drogue que comme un aliment dans le corps, et c'est un facteur de risque dans l'hypertension. Utilisez plutôt comme condiments des herbes, épices ou bouillons en poudre. En effet, on trouve déjà tout le sodium dont nous avons besoin dans notre alimentation. Si vous devez vraiment ajouter du sel pour la saveur, optez pour une petite quantité de sel marin, dans lequel le chlorure de sodium est équilibré par les autres sels minéraux.

Consommez autant de produits frais que possible, et ne gardez la nourriture en conserve que comme dernier recours. La valeur alimentaire des fruits et légumes frais est supérieure à celle à celles de ces mêmes produits en conserve, séchés ou stockés dans une cave fraîche et obscure. Vous y trouverez non seulement des vitamines, des minéraux, des enzymes vivantes, quelques protéines et beaucoup de glucides complexes, mais également des fibres, nécessaires pour se débarrasser du cholestérol, des triglycérides et d'une certaine quantité de toxines. Ils réguleront également votre transit. (Les fibres sont les aliments qui favorisent l'élimination par leur effet nettoyant ; la chlorophylle possède les mêmes vertus.)

Combien de fruits et légumes différents mangez-vous chaque semaine ? Pouvez-vous les citer de mémoire ? Pensez à la dernière fois que vous étiez dans le rayon de votre magasin préféré et demandez-vous combien de fruits et légumes vous pouvez citer que vous ne mangez pas habituellement. Sont-ils plus nombreux que ceux que vous achetez régulièrement ? Je vous mets au défi d'acheter la semaine prochaine deux nouveaux fruits ou légumes que vous n'avez jamais testés, et de les goûter. Essayez-en deux autres la semaine suivante, et ainsi de suite jusqu'à ce que vous ayez goûté tous ceux que vous propose le rayon de votre magasin.

Je pense que les meilleurs produits sont ceux qui ont poussé dans de la terre non contaminée, riche en minéraux et en matières organiques. Les aliments estampillés « bio » ont parfois poussé dans ses sols pauvres en minéraux. Alors ne considérez pas comme acquis que ces produits contiennent tous les nutriments qu'ils devraient.

La laitue iceberg est presque totalement inutile sur le plan nutritionnel, alors ne gaspillez pas votre argent. D'autres types de laitue contiennent plus de chlorophylle, de vitamines, de minéraux et de valeur nutritionnelle en général. La plupart des agrumes sont cueillis verts pour l'expédition, alors je vous les déconseille. Si vous pouvez en trouver qui ont mûri sur l'arbre, achetez-les et mangez-les – coupés en tranches – pour leurs fibres et leur vitamine C. Nous tirons naturellement notre complexe de vitamines B des fruits et légumes. À l'exception, toutefois, de la vitamine B_{12}, que l'on rencontre surtout dans les produits animaux. Il y en a parfois des traces dans les légumes qui ont poussé dans un sol enrichi avec du fumier animal, mais vous ne pouvez pas en être certain. J'ai lu que la vitamine B_{12} se trouvait parfois dans la spiruline (une algue comestible qui possède des valeurs nutritionnelles très importantes et variées). Je pense cependant qu'elle n'est ainsi pas aussi bien assimilée que lorsqu'on la tire de la viande ou des produits laitiers.

Jetez la majorité, si ce n'est la totalité, de vos aliments en conserve et de vos plats préparés, ou tout autre produit qui aurait été traité, confectionné ou altéré par des additifs chimiques. Les diverses préparations réduisent la qualité nutritive et font monter les prix. La plupart contiennent du sucre et du sel, et parfois d'autres additifs. Ils ont tous une plus faible valeur nutritionnelle que les aliments frais.

Ceux qui ont lu des livres sur la préhistoire savent que la cueillette, la chasse et la pêche constituaient la base de la survie des premiers hommes. L'agriculture et l'élevage sont arrivés plus tard. Dans les premiers temps, les hommes vivaient proches de la nature, ne consommant que des aliments complets, purs, naturels et frais. Nous étions adaptés à de tels aliments et, selon moi, ce sont les plus compatibles avec nos corps.

LES RÈGLES ALIMENTAIRES À SUIVRE

1. Régime quotidien

Le régime quotidien devrait être à 80 % alcalin et 20 % acide, comme le montre le tableau 6.1, p. 130. Cela signifie que vous devez choisir huit aliments alcalins et deux aliments acides par jour.

2. Naturel

50 à 60 % de vos aliments devraient être consommés crus. Si, pour une raison ou une autre, vous ne pouvez pas suivre cette règle, prenez une cuil-

lerée à café de son de blé ou de cosses de psyllium après chaque repas. Cela vous apportera les fibres nécessaires.

3. Proportions

Mangez six légumes, deux fruits, un féculent et une protéine par jour. (Cela conserve les proportions 80 % acides, 20 % alcalins.) Ce qui correspond à la composition idéale pour le sang.

4. Variété

Variez les protéines, les féculents, les légumes et les fruits d'un repas à l'autre et d'un jour à l'autre. Découvrez sept bonnes protéines, sept bons féculents, sept bonnes sauces pour les salades et sept tisanes afin de pouvoir varier.

5. Excès

Il faut éviter les excès d'un ou plusieurs aliments, car cela crée un déséquilibre dans le corps. Le blé, le lait, et le sucre sont les aliments les plus néfastes et ils contribuent tous à la prise de poids. Les excès de nourriture en général, même avec un régime équilibré, conduisent à développement de tissus adipeux, un déséquilibre dans le corps. Toute forme d'excès conduit à un déséquilibre quelconque.

6. Carences

Les carences en aliments contenant les éléments chimiques, les vitamines ou les autres nutriments créent des déséquilibres dans le corps et, en général, empêchent la réparation et la reconstruction des tissus. C'est particulièrement important dans le cas des organes du corps déjà affaiblis, incapables de retenir aussi bien que des tissus sains les nutriments et les éléments chimiques. Les carences les plus courantes sont celles en calcium, sodium, silicium et iode, et ces éléments devraient être puisés dans les aliments ou des compléments qui en dérivent.

7. Combinaisons

Séparez les protéines et les féculents : les unes le midi, les autres le soir. Mangez des fruits au petit-déjeuner et, si vous le souhaitez, vers 15 heures. Si vous voulez perdre du poids, optez pour deux repas avec protéines et un seulement avec féculents.

8. Cuisson

Cuisez à basse température, sans eau ou bien avec très peu d'eau, dans un récipient fermé et à fond épais. N'ouvrez pas pour contrôler la cuisson, laissez le couvercle jusqu'à la fin afin d'éviter à

Tableau 6.1 Aliments acides et alcalins

ALIMENTS SANS AMIDON	
AL Ail	AL Feuilles de betterave
AL Alfalfa	AL Gombo
AL Artichauts	AL Haricots (beurre)
AL Asperges	AL Haricots (verts)
AL Aubergine	AL Laitue
AL Bettes	AL Laitue de mer
AL Betteraves (entières)	AL Maïs
AL Brocolis	AL Navets
AL Carottes	AL Noix de coco
AL Céleri-rave	AL Oignons
AL Champignons	AL Olives (noires)
AL Chicorée	AL Oseille
AL Chou (blanc)	AL Panais
AL Chou (rouge)	AL Petits pois (frais)
AL Chou-fleur	AL Persil
AL Chou frisé	AL Pissenlit
AL Chou-rave	AL Poireaux
AL Choux de Bruxelles	AL Poivrons (doux)
AL Concombres	AL Produits dérivés des graines de soja
AL Courges bananes	AL Radis
AL Cresson	AL Raifort
AL Endive	AL Rutabagas
AL Épinards	AL Salsifis
AL Fanes de carottes	AL Sarriette

PROTÉINES ET FRUITS	
AL Abricots	AL Mouton
AC Agneau	AC Noix
AL Ananas	AC Œufs
AL Avocats	AC Oie
AC Babeurre	AL Oranges
AL Baies (toutes variétés)	AC Palourdes
AC Bœuf	AL Pêches
AC Canard	AL Pommes
AL Canneberge	AL Poires
AL Citrons	AC Poisson
AL Citrons verts	AC Porc
AC Crabe	AC Poulet
AL Dattes	AL Prunes
AC Dinde	AL Pruneaux
AL Figues	AL Raisin
AC Fromage frais	AL Raisins secs
AC Gelée	AL Rhubarbe
AL Groseilles	AC Sucre brut
AC Homard	AL Tomates
AC Huîtres	AC Tortue
AL Kakis	AC Veau
AC Lapin	AL Bettes
AL Melon cantaloup	AL Navets
AL Miel (pur)	

ALIMENTS CONTENANT DE L'AMIDON	
AL Bananes	AC Haricots (Lima)
AC Blé	AC Lentilles
AC Blé complet	AC Maïs
AC Beurre de cacahuètes	AC Maïzena
AC Cacahuètes	AC Millet
AC Céréales	AC Orge
AC Châtaignes	AC Pains
AC Choucroute	AC Pamplemousse
AL Citrouille	AC Patates (douces)
AC Courge (Hubbard)	AC Pâtes
AC Crackers	AC Petits pois (secs)
AC Farine de gluten	AL Pommes de terre
AC Farine de maïs	AC Riz (blanc)
AC Farine de seigle	AC Riz (complet)
AC Flocons d'avoine	AC Seigle
AC Haricots (blancs)	AC Tapioca

Source : Ragnar Berg.

Note : Les aliments précédés des lettres AL sont ceux qui forment de l'alcalinité, ceux précédés d'AC forment de l'acidité.

la nourriture chaude d'être exposée à l'air. Une cuisson sans eau à 85 °C ne détruit que 2 % des nutriments, alors que la cuisson vapeur (100 °C) en détruit 20 % et l'ébullition 50 %. Utilisez si possible des légumes non traités et préparez-les dès la récolte. La cuisson vapeur est, bien entendu, préférable à celle par ébullition.

9. Cuisson au four, grillades ou rôti

Si vous souhaitez manger de la viande, choisissez-la maigre. Évitez le gras ou la viande de porc. Ne la faites jamais frire ou cuire dans de l'huile chauffée.

Il est important de comprendre que, pour aider le corps à mieux utiliser ses nutriments, nous devons consommer davantage d'aliments crus, qui sont bons pour la ligne et ont l'avantage de fournir plus d'enzymes vivantes. Les légumes crus en salade sont idéaux. Nous pouvons très bien consommer des asperges, de la courge et des épinards.

Nous pouvons passer les fruits et légumes au blender pour en tirer des jus, que je surnomme les « cocktails de santé ». Bien sûr, il faut éviter d'ajouter de la crème ou du beurre.

La plupart des gens mangent trop d'aliments formant de l'acidité. Comme nous l'avons évoqué, un sondage a démontré que l'alimentation standard des Américains était constituée à 56 % de blé et de produits laitiers. Consommés de manière excessive, ils sont les principaux responsables de la prise de poids. Ils ne devraient constituer que 6 % de l'alimentation. Il nous faut manger plus de fruits et légumes frais au cours de nos repas. Ainsi, nous réduirons notre trop forte consommation de féculents et de protéines, et aurons un meilleur équilibre acido-basique.

Les céréales complètes, les légumes et les fruits (glucides complexes) fournissent non seulement un flux constant de glucides afin de donner de l'énergie aux cellules du corps, mais également les vitamines et minéraux nécessaires aux milliers d'enzymes afin d'activer les processus cellulaires essentiels à la vie et à l'activité physique. Ils apportent également des fibres, indispensables à la santé du côlon. Un sondage a démontré que l'Américain moyen ne consommait que 7 grammes de fibres pour 1 000 calories d'aliments, un taux extrêmement bas. Dans un autre, mené par la Archway Company, 76 % des personnes interrogées savaient que les fibres étaient importantes dans l'alimentation, mais 99 % ignoraient combien de fibres solubles étaient nécessaires par jour. Seuls 55 % pouvaient nommer de bonnes sources de fibres. Un article publié en 1996 dans le *Journal of the American Medical Association* expliquait que pour chaque tranche de 10 grammes de fibres supplémentaires par jour on réduisait de 30 % les risques de crise cardiaque. L'American Dietetic Association recommande au moins 20 à 25 grammes de fibres par jour.

Au plus fort de l'activité de ma ferme de la santé, j'enseignais à nos cuisiniers comment utiliser des aliments complets, purs et naturels pour constituer une alimentation qui permette tout autant d'éliminer que de construire. Bien sûr, je proposais des régimes amincissants à ceux qui le demandaient, mais mon régime santé et harmonie était ce que j'appelais un programme alimentaire d'entretien, qui pouvait être utilisé par les gens tout le reste de leur vie pour conserver la meilleure santé possible. Avant que je vous présente quelques exemples de menus, voici des astuces à suivre au quotidien.

Au lever, buvez un grand verre d'eau chaude contenant une cuillerée à café de chlorophylle liquide. Nombreux sont ceux qui considèrent que cela les aide à aller à la selle de façon saine et plaisante. Puis, environ une demi-heure avant le petit-déjeuner, prenez un verre de jus de fruit, comme du jus de raisin, ananas, pruneau, pomme, fraise-kiwi ou cerise noire. Vous pouvez le remplacer par une tasse de bouillon chaud ou de boisson à base de lécithine : ajoutez une cuillerée à soupe de bouillon aux légumes en poudre et/ou de granules de lécithine dans un verre d'eau. Je vous recommande également les tisanes.

Entre le jus ou la boisson et le petit-déjeuner, je vous suggère de brosser votre peau durant deux à cinq minutes, de faire de l'exercice sur un mini-trampoline en écoutant de la musique, de marcher dans votre jardin, ou de faire une petite promenade ou d'autres exercices.

PETIT-DÉJEUNER

Prenez un fruit frais, une boisson saine, et un féculent ; ou deux fruits, une protéine et une boisson saine ; ou simplement des fruits. Réhydratez les fruits séchés, tels que les abricots, pruneaux, figues, pommes ou poires non sulfatés dans de l'eau bouillante durant cinq minutes avant de les consommer. Les fruits frais de toutes sortes peuvent être consommés (melons, raisins, pêches, poires, baies ou pommes). Consommez si possible des fruits de saison ; ne mélangez pas melons et fruits acides. Parsemez les fruits cuits au four ou mijotés d'arachide ou de beurre de noix, tout particulièrement de sésame.

Les menus suivants sont des adaptations des instructions que je donnais au personnel des cuisines de ma ferme santé au moment où elle était à son pic d'activité.

◆ Fruits

Un fruit frais et un fruit séché. Pour ceux qui veulent maigrir, ne mangez pas de fruits secs. Les pruneaux contiennent beaucoup de fibres.

◆ Boissons

Du lait de noix ou de graines, de soja ou de riz, si vous le souhaitez ; du petit-lait ; et du thé (il faudrait boire trois types de thés différents au cours de la journée, et en conserver cinq dans ses placards).

◆ Céréales

Consommez-en toujours plusieurs types différents durant la semaine : de la semoule de maïs jaune (deux fois par semaine), du muesli (deux fois par semaine), du seigle, du riz brun et du millet. Les céréales complètes doivent être cuites à très basse température, dans un récipient parfaitement hermétique ; faites-les cuire au bain-marie ou tremper toute une nuit dans de l'eau bouillante dans un thermos à large bec.

◆ Compléments

À saupoudrer sur les céréales ou les fruits : germes de blé, son de riz, farine de graines de lin ou de sésame.

◆ **Œufs**

À la coque, durs ou pochés.

◆ **Dimanche matin**

Vous pouvez manger des crêpes à la farine de maïs avec du miel ou du sirop d'érable.

◆ **Alternatives au café**

N'importe quel produit à base de céréales toastées ou de légumes.

◆ **À 10 heures**

C'est l'heure de boire du jus (de légumes ou de fruits) ; ou, en remplacement, un bouillon de légumes.

Suggestions de menus pour le petit-déjeuner

LUNDI

Fruit frais
Abricots séchés réhydratés
Millet
Compléments
Tisane de paille d'avoine
(Ajoutez des œufs ou du fromage frais pour les protéines)

MARDI

Figues fraîches
Flocons de maïs
Compléments
Tisane de prêle
(Ajoutez des œufs ou du beurre de noix, si vous le souhaitez, ou bien de la compote de pommes crues et des mûres)
ou
Œuf cocotte, compléments et tisanes

MERCREDI

Fruit frais
Pêches séchées réhydratées
Flocons de millet
Compléments
Ajoutez des œufs ou du fromage pour les protéines
Tisane d'alfalfa

JEUDI

Fruit frais
Pruneaux réhydratés
Riz brun (chaud ou froid) avec des raisins secs, de la cannelle, des graines de tournesol et du miel
Pour les protéines, un yaourt avec des fruits et du beurre de noix

Compléments
Tisane

VENDREDI

Tranches d'ananas frais avec de la noix de coco râpée
Flocons de sarrasin
Compléments
Tisane de menthe poivrée
ou
Pomme au four, kakis, amandes crues effilées, lait à l'acidophile, compléments et tisane

SAMEDI

Muesli avec des bananes, des dattes et du lait de germe, de noix ou de riz
Compléments
Tisane ou café de pissenlit

DIMANCHE

Compote de pommes cuites avec des raisins secs
Flocons de seigle
Compléments
Tisane de prêle
ou
Melon cantaloup et fraises, fromage frais, compléments et tisane

Lorsque vous entreprenez un nouveau régime ou changez d'alimentation, il vaut mieux que celui qui cuisine pour la famille prévoie un temps de transition pour s'adapter aux changements. Pressez les gens ou les forcer est contre-productif, alors, soyez patient.

La base de ce régime quotidien est : deux fruits différents, six légumes ou plus, une protéine et un féculent, avec des jus de fruits ou de légumes ou bien des tisanes en guise d'en-cas entre les repas. La tisane de chlorophylle (1 cuillerée à café de chlorophylle liquide diluée dans un verre d'eau chaude) peut être consommée à la place du jus de fruit. Mangez au moins deux légumes verts à feuilles chaque jour. Je vous conseille de consommer 50 à 60 % d'aliments crus. C'est simple à mémoriser, non ?

DÉJEUNER

◆ **Bar à salades**

◆ **Servez toujours :** des carottes finement râpées, des betteraves, des navets, des bâtonnets de carottes, des tomates en tranches, des tranches de concombre, des lamelles de poivrons verts et des germes d'alfalfa (d'autres germes peuvent être servis occasionnellement).

◆ **Tous les autres produits de saison, consommés crus :** pois patates, courgettes, courge d'été, oignons (petits), persil, cresson, endive.

◆ **Deux fois par semaine :** du céleri farci (avec des amandes ou du beurre de noix de cajou).

◆ **Une ou deux fois par semaine :** des olives, une salade Waldorf (épluchez les pommes), aspic (avec des carottes râpées et de l'ananas).

◆ **Sauces salade :** en utilisant comme base de l'avocat écrasé, du yaourt ou du beurre de noix, ajoutez du fromage frais, du bleu, du pecorino romano ou du parmesan ainsi que vos herbes aromatiques préférées. Vous pouvez toujours opter éventuellement pour les traditionnels huile et vinaigre, avec un peu de miel. Utilisez aussi peu de sauce que possible – une cuillerée à soupe ou deux – afin d'éviter l'excès de calories.

◆ **Légumes**

Deux légumes, cuits. Choisissez-en un qui a poussé dans la terre et l'autre au-dessus. Servez d'abord un légume assez fade comme les betteraves, les courges (jaune à cou tord, banane, d'hiver, etc.), les courgettes, les petits pois, les carottes, les haricots verts, les haricots beurre, les épinards ou les asperges. Vous pouvez ensuite (si vous le souhaitez) choisir un légume contenant du soufre, tels les choux, choux-fleurs, choux de Bruxelles, oignons, brocolis, navets ou choux-raves. Les oignons à la vapeur (à la crème avec du persil) peuvent être consommés une fois par semaine, en tant que plat à part.

◆ **Féculents**

Du riz complet (deux fois par semaine), des pommes de terre au four (deux fois par semaine), des haricots de Lima, du pain de maïs, des ignames.

Les quatre meilleurs féculents sont la semoule de maïs jaune, le seigle, le riz complet et le millet. Parmi les autres, on peut consommer l'orge (l'hiver), le sarrasin, les bananes au four ou très mûres, les courges d'hiver, les pommes de terre et patates douces au four. Pour plus de variété, incluez du gruau d'avoine, des flocons de blé complet, du blé concassé, des biscuits au seigle, des muffins au son, du pain (complet, de seigle, de soja, de maïs ou de son, de préférence).

◆ **Boissons**

Les meilleures boissons pour la santé sont les bouillons de légumes, les soupes, les substituts de café, le babeurre, le lait cru, le lait de chèvre, le lait de riz, le lait de soja, le lait de noix crues ou de graines, la tisane de paille d'avoine, la tisane alfalfa-menthe, la tisane d'airelles, le thé à la menthe, le petit-lait, le jus de carotte, le jus V8 ou toute autre boisson santé. L'eau est souvent la boisson la plus nécessaire, tout particulièrement chez les personnes âgées.

◆ **Végétariens**

Consommez des graines de soja, des haricots de Lima, du fromage frais, des graines de tournesol et d'autres plantes ; pensez aussi aux beurres de graines, de noix, aux boissons à base de lait de noix, au tofu et aux œufs. Prenez des substituts ou des protéines végétales.

◆ **Deux fois par semaine :** du fromage frais faible en matières grasses, ou tout autre fromage que vous pouvez émietter, comme le roquefort, le bleu ou la feta.

◆ **Une fois par semaine :** une omelette. Si vous consommez une protéine au cours de ce repas, vous pouvez manger un dessert mais ce n'est pas recommandé. Évitez de consommer ensemble les protéines et les féculents. Je les ai délibérément séparés dans toutes mes propositions de menus afin que vous mangiez plus de légumes. Les repas du midi peuvent être intervertis avec ceux du soir, à condition que vous mainteniez le même régime. Il est nécessaire de faire de l'exercice pour assimiler la nourriture crue ; généralement, plus d'exercice est nécessaire après le repas de midi. Si vous mangez un sandwich, prenez des légumes au cours du même repas.

Suggestions de menus pour le déjeuner

LUNDI

Salade de légumes
Petits haricots de Lima
Pommes de terre au four
Thé à la menthe verte

MARDI

Salade de légumes avec une mayonnaise légère
Asperges à la vapeur
Bananes très mûres
ou
Riz complet non poli à la vapeur
Bouillon de légume ou tisane

MERCREDI

Salade crue avec une sauce à la crème aigre
Haricots verts cuits
Pain de maïs et/ou courge de Hubbard au four
Thé de sassafras

JEUDI

Salade sauce vinaigrette
Courgettes et gombos cuits au four
Épi de maïs
Crackers (type Ry-Krisp)
Babeurre ou tisane

VENDREDI

Salade
Poivrons verts cuits au four, farcis d'aubergines de tomates
Pommes de terre au four et/ou muffin au son
Soupe de carottes ou tisane

SAMEDI

Salade
Navets et feuilles
Igname cuite au four
Tisane de cataire

DIMANCHE

Salade avec une sauce au citron et huile d'olive
Orge complet cuit à la vapeur
Crème de céleri
Bettes à la vapeur
Tisane

DÎNER

◆ Protéines

De la viande (maigre ; pas de viande grasse, pas de porc), par exemple du poulet, de la dinde, du pain de viande, du rôti d'agneau. Il faut manger de la viande trois fois par semaine.

◆ Poisson

Mangez du poisson au moins une fois par semaine. Les poissons blancs de mer, le flétan, la perche, la truite et le saumon cuits au four conviennent parfaitement. Le saumon frais et les sardines en conserve ont un taux très élevé d'ARN (acide ribonucléique), excellent pour la reconstruction des tissus.

◆ Légumes

Mangez deux légumes cuits et une salade, comme pour le déjeuner.

◆ **Fruits et fromage**

Deux soirs par semaine, mangez trois sortes de fruits frais différentes, tels que les melons, les pommes, les kakis, les poires, les cerises, les baies, les oranges, les abricots, les pêches, les noix ou les dates. Consommez un assortiment de fromages, comme du gruyère, du monterey jack, du cheddar ou du fromage frais. Vous pouvez également opter pour un yaourt. Les crackers, tels que les Ry-Krisp, les Ak-Mak ou d'autres sortes au sésame, peuvent être ajoutés.

◆ **Jus**

Vous pouvez remplacer n'importe quel repas par du jus. Ceux qui suivent un régime à base de jus devraient en boire toutes les trois heures comme suit : à 8 heures, du jus de fruit ; à 11 heures, du jus de carotte ; à 14 heures, du jus de carotte ; à 17 heures, du jus de fruits.

◆ **Végétariens**

Le pain aux noix constitue une bonne source de protéines pour les végétariens. Les soufflés au fromage, les pains au fromage frais, et ceux avec en plus de l'aubergine sont de très bons choix.

Suggestions de menus pour le dîner

LUNDI

Salade
Dés de céleris et carottes
Épinards à la vapeur
Omelette soufflée
Bouillon de légumes

MARDI

Salade
Fanes de betteraves cuites
Steak ou steak haché grillé
Chou-fleur
Tisane de consoude

MERCREDI

Fromage frais
Bâtonnets de fromage
Pommes, pêches, raisin, noix
Cocktail de concentré de pomme

JEUDI

Salade
Bettes à la vapeur
Aubergines au four

Foie grillé et oignons
Crème de kakis (optionnelle)
Tisane alfalfa-menthe

VENDREDI

Salade avec une sauce yaourt et citron
Légumes verts mélangés à la vapeur
Betteraves
Poisson à la vapeur (avec des tranches de citron)
Soupe de poireaux

SAMEDI

Salade
Haricots verts cuits
Courge d'été cuite au four
Pain aux carottes et fromage
Crème de lentille ou infusion à la citronnelle
Gelée de pêche fraîche
Crème d'amandes

DIMANCHE

Salade
Dés de carottes et petits pois
Aspic de tomates à la vapeur
Gigot d'agneau rôti
Thé à la menthe

CHANGEMENTS DE MENUS

Si vous intervertissez les repas du midi et du soir, suivez le même régime. Les féculents peuvent induire une somnolence ; les protéines stimulent. Si vous souffrez d'insomnie, vous pouvez donc intervertir les repas pour de meilleurs résultats. Les féculents sont utiles en cas de travail physique, les protéines en cas de travail intellectuel.

Ne mangez jamais lorsque vous êtes troublé émotionnellement, que vous avez trop froid ou trop chaud, que vous êtes épuisé, malade où que vous n'avez vraiment aucun appétit.

Il vaudra mieux en ce cas sauter un repas. Certains voudront peut-être reprendre du jus vers 20 heures.

Vous pouvez boire du jus de pomme, raisin, papaye, ou de la chlorophylle liquide (une demi-cuillerée à café dans un verre d'eau). Cette dernière pourra également être consommée à 20 heures à la place du jus. Ceux qui souhaitent perdre du poids peuvent la consommer en remplacement de n'importe quel fruit ou jus de fruit.

- **Desserts :** Ils sont toujours autorisés le dimanche et deux autres fois dans la semaine. Bavarois (de cerise, raisin, framboise, deux fois par semaine), glaces maison (fruit glacé, petit-lait et miel), gâteau à la carotte, crèmes, crumble aux pommes, ou yaourts aux fruits frais.

- **Évitez :** Tous les aliments frits, cuits dans l'huile bouillante, les cacahuètes, le beurre de cacahuète, les saucisses, le saucisson, les produits fabriqués à partir de farine blanche, le sucre et les aliments qui en sont riches, les aliments conservés dans du vinaigre, ceux trop salés, le sel de table, les sauces, le chocolat et les produits contenant du lait.

COMPLÉMENTS

La plupart des gens qui ont vécu durant un certain nombre d'années avec une mauvaise alimentation découvrent qu'il leur manque certains éléments biochimiques. Ils ont subsisté à base de produits pauvres en vitamines et minéraux. C'est pourquoi nous vous recommandons plusieurs compléments pour reconstruire et revitaliser. Ils ne sont pas nécessaires pour les gens qui ont vécu correctement, sans brûler les éléments chimiques plus rapidement qu'ils peuvent être remplacés, dans des circonstances et avec une alimentation normale. Ces compléments sont nécessaires pour compenser ce dont manque tout particulièrement le régime occidental « moyen ».

Les compléments devraient être utilisés quotidiennement et consommés durant les repas. Ils aident à compenser les carences que l'on retrouve dans l'alimentation la plus courante de nos jours. Pensez aussi à les ajouter dans des boissons, des salades ou même des desserts.

- **Cultures d'acidophiles :** *Lactobacillus acidophilus* en gélules ou sous forme liquide aide à contrôler les bactéries intestinales indésirables, réduisant la putréfaction et conservant la propreté du côlon.

- **Comprimés d'alfalfa :** l'alfalfa, riche en chlorophylle et en fibres, aide à maintenir la santé des intestins par l'action nettoyante naturelle de la chlorophylle et accélère le transit intestinal.

- **Comprimés des betteraves :** bon pour les foies et vésicules biliaires paresseux, ce complément stimule en douceur la régularité intestinale.

- **Le pollen d'abeilles :** riche en lécithine, le pollen d'abeilles est constitué à 20 % de protéines et contient toutes les vitamines essentielles connues, douze minéraux essentiels, des oligoéléments, bioflavonoïdes, enzymes, sucres complexes, stéroïdes de plantes et dix acides gras. Le pollen d'abeilles augmente l'endurance et réduit le temps de récupération après l'exercice ou le travail physique.

◆ **Mélasse verte (non sulfurisée) :** si vous trouvez un magasin qui en vend, achetez-en. La mélasse est un « résidu » de la transformation des betteraves sucrières et du sucre de canne en sucre blanc en poudre (saccharose). Elle est très riche en vitamines et minéraux. Vous pouvez en manger directement à la cuillère ou en ajouter dans d'autres aliments. Toutes les mélasses sur le marché ne sont pas de qualité, lisez toujours l'étiquette.

◆ **Levure de bière :** riche en complexe de vitamines B (excepté la B_{12}) et autres vitamines, la levure de bière contient de nombreux acides aminés et minéraux. À cause du taux élevé de phosphore, à équilibrer avec du calcium, il faut toujours prendre la levure de bière avec de généreuses quantités de yaourts ou d'autres aliments qui en contiennent.

◆ **Caroube :** une poudre au goût chocolaté composée des gousses du fruit du caroubier. La caroube est plus nutritive que le cacao et ne contient pas de caféine.

- **Chlorophylle :** ce nettoyant naturel est riche en magnésium et se trouve dans tous les légumes verts, tout particulièrement ceux à feuilles. On la trouve sous forme liquide dans les magasins bios, et elle est contenue en grandes quantités dans les algues comestibles spiruline et chlorella.

- **Chlorella :** il s'agit d'un complément très répandu dans les pays asiatiques. La chlorella est une algue comestible très riche en nutriments et tout particulièrement connue pour être un facteur de croissance protéinique, utile dans la réparation des tissus endommagés. Elle aide le corps à se débarrasser des métaux lourds et autres toxines. Elle est bonne pour le foie et renforce le système immunitaire.

- **Huile de foie de morue :** elle reste la meilleure source en vitamines A et D.

- **Dulse :** je vous recommande celle de Nouvelle-Écosse, mais si vous ne pouvez pas vous en procurer, n'importe quel autre type vous apportera de l'iode pour la glande thyroïde.

- **Graines de lin (farine) :** les graines de lin contiennent des acides gras oméga-3 et sont la meilleure source végétale de fibres. Il faut conserver cette farine au réfrigérateur. Ajoutez-en environ une demi-cuillère à café dans vos jus de fruits et de légumes. Si vous en mettez trop, le jus épaissira. (Vous pouvez également la saupoudrer sur des céréales chaudes ou froides.) Les acides gras oméga-3 sont utiles dans la prévention des infarctus, et les fibres non seulement accélèrent le transit intestinal mais évacuent également le cholestérol et les triglycérides qui seraient habituellement assimilés par l'intestin à travers la lymphe.

- **Ginseng :** les herboristes chinois considèrent le ginseng (la poudre de racines de ginseng) comme l'un des meilleurs (si ce n'est le meilleur) « tonifiant » qui soit pour la santé. C'est sous forme de thé qu'il est le plus efficace. Beaucoup de ses utilisateurs pensent qu'il améliore leur vie sexuelle. Je crois pour ma part que *tout* ce qui améliore la santé améliore également la vie sexuelle.

- **Tisanes :** fenugrec, consoude, menthe poivrée, citronnelle, menthe verte, camomille, paille d'avoine (il faut la faire bouillir durant cinq minutes) et framboise rouge sont autant de formidables tisanes. N'hésitez pas à aller jeter un œil dans les rayons de votre supermarché pour voir les variétés proposées.

- **Substituts du lait :** l'offre en substituts du lait de vache sains et riches en nutriments s'élargit et inclut les laits de noix crues et graines, de soja ou de riz.

- **Niacine :** un gramme de ce complexe de vitamines B à chaque repas réduit la production hépatique de cholestérol et aide à acheminer le sang jusqu'à la tête, améliorant l'apport en oxygène dans le cerveau. Si vous souhaitez essayer, commencez par 100 milligrammes pour voir comment vous supportez les rougeurs sur le haut du corps et la tête qu'elle provoque. Augmentez par tranches de 100 milligrammes par semaine jusqu'à arriver à 1 000 milligrammes (1 gramme) à chaque repas. Demandez conseil à votre médecin avant d'essayer.

- **Son d'avoine :** le son d'avoine contient des fibres solubles et insolubles, qui accélèrent le transit intestinal et réduisent les taux sanguins de triglycérides et cholestérol. Vous pouvez en saupoudrer sur des céréales, une salade ou une soupe ; ajoutez-en dans vos recettes de pains, muffins ou bagels ; ou prenez-en simplement une cuillerée à soupe environ trois fois par jour.

- **Acides gras oméga-3 :** vous en trouverez dans le poisson ou l'huile de graines de lin. Les esquimaux ont une alimentation très riche en graisses, mais cette dernière n'a que peu d'incidence sur les maladies cardiaques parce qu'ils puisent beaucoup d'oméga-3 dans les quantités élevées de poissons qu'ils consomment. Vous pouvez en faire de même en utilisant de l'huile de graines de lin.

- **Sirop de riz :** semblable à la mélasse, ce sirop donne un goût délicieux au lait de chèvre, ou aux laits de riz ou de soja, de noix crus ou de graines. Il est très riche en vitamines et minéraux, tout particulièrement en silicium.

- **Son de riz :** il contient les mêmes nutriments que le sirop mais n'est pas aussi condensé du point de vue nutritionnel.

- **ARN (acide ribonucléique) :** cet acide nucléique spécifique est surnommé « facteur de longévité » et se trouve principalement dans la chlorella, les sardines en conserve et la levure de bière.

- **Spiruline :** c'est une algue comestible récoltée dans les lacs d'Amérique latine et d'Afrique, et qui contient beaucoup de chlorophylle et de vitamines du complexe B. On la trouve de plus en plus dans le commerce, et ce dernier est très contrôlé afin de lui préserver sa très forte teneur en micronutriments.

- **Germes de blé/huile de germes de blé :** la meilleure source naturelle de vitamine E pour combattre les radicaux libres, produire de l'énergie et protéger les glandes pituitaire et surrénales.

- **Petit-lait :** à ma connaissance, le petit-lait de chèvre est l'une des meilleures sources de sodium et de potassium bio-organiques. Il contient en outre de nombreux minéraux essentiels et oligoéléments.

Les compléments ne doivent pas nécessairement se présenter sous forme de gélules. Il faut être en bonne santé pour les prendre sous cette forme. Les produits dont nous venons de parler peuvent être consommés par n'importe qui, même concentrés. Prenez-les avec vos céréales, toniques, boissons, sauces et dans presque toutes les recettes. Attention cependant, la chaleur et la cuisson détériorent la lécithine, et la plupart des vitamines et minéraux.

QUELQUES ALIMENTS UTILES ET ASTUCES ALIMENTAIRES SUPPLÉMENTAIRES

Vous êtes unique, il existe donc des manières spécifiques d'améliorer votre programme minceur qui fonctionneront parfaitement pour vous mais pas nécessairement pour les autres. L'inverse est également vrai. Ne vous emballez pas trop lorsqu'un ami « partage » un nouveau super-régime ou quelque autre rumeur minceur dont il a entendu parler dans sa salle de sport, son cours d'aérobic ou son magasin bio. Gardez l'esprit ouvert mais soyez très prudent.

Une astuce qui a aidé de nombreuses personnes consiste à prendre quatre gélules ou comprimés de chlorella ou de spiruline une demi-heure avant les repas. Ou bien, on peut prendre une grosse cuillerée à café de pollen d'abeilles quinze minutes avant de manger. L'un comme l'autre réduiront votre appétit.

Certaines personnes ont perdu du poids en prenant du vinaigre de cidre de pomme et du miel dilués dans un verre d'eau. Il faut compter environ une cuillerée à soupe de vinaigre et une demi-cuillerée à café de miel pour cinquante centilitres d'eau. À boire matin et soir.

Limitez vos apports en graisses à celles qui se trouvent dans des aliments tels que les avocats, les œufs et les beurres de noix et de graines. Faites attention avec les sauces pour les salades, la plupart d'entre elles sont très caloriques.

Assurez-vous d'ingurgiter suffisamment d'iode pour maintenir votre métabolisme actif et suffisamment de vitamine E pour mieux oxygéner le cerveau. Prenez au moins une cuillère à café de flocons de dulse par jour, ou des comprimés de dulse au petit-déjeuner et au dîner. Les personnes de moins de quarante ans devraient consommer 400 unités de vitamine E par jour et les plus âgées monter jusqu'à 800 unités. Si vous consommez de l'huile de germe de blé, vous n'avez pas besoin de vitamine E supplémentaire, puisqu'elle en contient déjà.

Vous souhaiterez peut-être prendre de la niacine pour évacuer les toxines des organes et tissus périphériques, accélérer le processus d'élimination et réduire la production de cholestérol par le foie. Commencez par 100 milligrammes par repas et augmentez jusqu'à 500 milligrammes. Ajoutez 50 milligrammes tous les quatre jours jusqu'à atteindre cette quantité. La niacine compose la vitamine B_3, et elle est totalement sans danger mais peut provoquer un inconfort chez certaines personnes car elle suscite la libération d'histamine, qui entraîne durant quinze à trente minutes des rougeurs et des picotements au niveau du visage, des oreilles et du cou. Cette réaction s'accompagne d'un flux de sang dans les capillaires et d'un accroissement de la circulation sanguine.

LE SNACK DU DR JENSEN EN CAS DE GROSSE FAIM

Je le surnomme le « Milkshake spécial minceur ». On peut l'utiliser comme substitut de repas une ou deux fois par jour car il est très fortifiant et contient seulement environ moitié moins de calories qu'un repas de régime.

Milkshake spécial minceur [185 calories]

- 1 cuillerée à soupe de lait écrémé en poudre, de soja en poudre, de petit-lait ou de noix en poudre
- 1 cuillerée à soupe de pollen d'abeilles
- 1 cuillerée à café de granules de chlorella, ou 6 comprimés
- 1 petite portion d'avocat ou ½ banane
- 1 tasse de jus de pomme ou 1½ cuillerée à café de concentré de pomme dans une tasse d'eau.

Mélangez les ingrédients au blender durant une minute. Le petit-lait peut-être utilisé en remplacement du lait écrémé en poudre afin de favoriser le développement d'une bonne flore intestinale.

Cette recette fait augmenter le nombre de globules rouges, maintient le taux sanguin de sucre, apporte des oligoéléments, des acides aminés, des acides gras et des fibres et est également riche en chlorophylle afin de nettoyer les tissus.

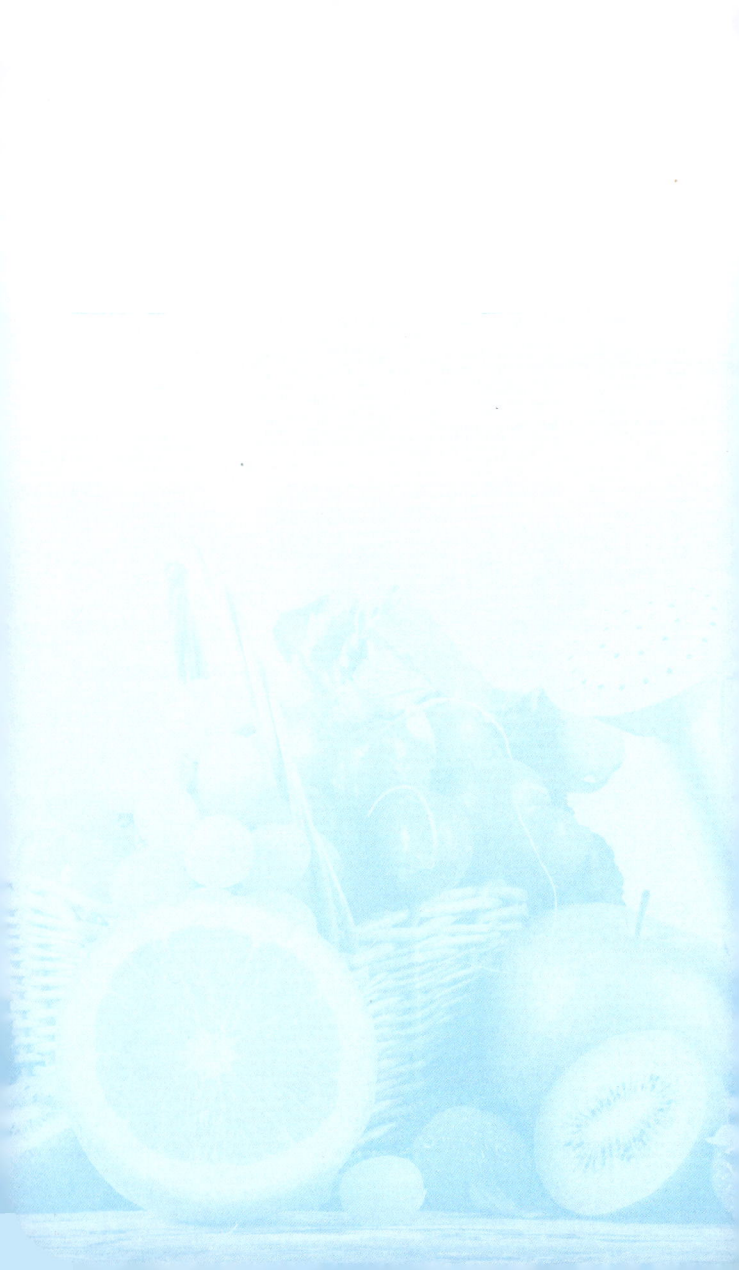

GLOSSAIRE

Catarrhe, flegme et **mucus aident** le corps à se débarrasser des matières toxiques, acides et débris néfastes pour les tissus. Ces matières accumulées peuvent être expulsées par tout orifice et/ou par les canaux d'élimination.

La **crise de guérison** est une conséquence naturelle lorsque l'on suit fidèlement le processus d'inversion. C'est un effort de la part de tous les organes pour se débarrasser des déchets toxiques et construire de nouveaux tissus sains à la place des anciens. Même si elle peut ressembler à une crise de maladie, elle ne durera pas plus d'une semaine environ. Elle vous permettra de recouvrer la santé.

La **détoxification** fait référence à la réduction de la quantité de matières toxiques présentes dans le corps, et aux processus qui facilitent leur élimination. La première partie de mon programme santé consiste à permettre au corps de rejeter les déchets toxiques accumulés au fil des années en raison d'une alimentation inadaptée ou de mauvaises habitudes de vie.

L'**élimination** et les **régimes d'élimination** renvoient à l'évacuation par le corps des matières et déchets non digestibles. L'élimination s'effectue au travers de cinq organes : la peau, les reins, le foie, les poumons et les intestins. Nous pourrions en ajouter un supplémentaire : le système lymphatique.

Le **processus d'inversion** permet de retracer les différentes phases ou étapes de chaque maladie qu'a connue une personne, les réactivant toutes pour les traiter. Beaucoup de personnes qui, toute leur vie, ont bloqué les troubles tels que les rhumes ou les grippes confondent les symptômes du processus d'élimination permettant la guérison avec ceux d'une maladie.

INDEX ANALYTIQUE

A

acides gras oméga-3 156, 158
alcool   13, 32, 34, 80, 110, 120
alfalfa 34, 35, 49, 53, 95, 98, 139, 141, 144, 150, 153
alimentation saine. *Voir également* régime santé et
aliments 12, 13, 32-34, 38, 42, 46-48, 57, 58, 84, 93, 95-97, 101, 107, 113, 119, 120-122, 125-129, 132-135, 141, 152, 154, 160
aliments acides 127, 130
  liste des 130
aliments alcalins 127
aliments antiseptiques 95

aliments crus 97, 133, 141
aliments en conserve 126
aliments hybrides 58
aller à la selle, lors des régimes d'élimination   45, 46, 83, 135
allergies et détoxification 83
apports en eau 60
apports en graisses 160
ARN 147, 158
arthrite 10, 20, 60
asthme 10, 81
  processus d'inversion et 8
auto-intoxication 21, 22, 24-27, 34
  comme auto-empoisonnement 25
  définition 25
  maladies chroniques et 84

B

bactéries bénéfiques 9
Bacteroides fragilis et SII 12
bains chauds 38, 41, 42
bains de Kneipp 64
bentonite 47
Bezley, W. 18
blé 34, 89, 90, 122, 128, 134, 137, 143, 159, 161
boissons 32, 74, 123, 144, 153, 159
boissons, cocktails 133
  milkshake spécial minceur 162
bonheur 84, 92
bouillon 38-40, 42, 59-61, 95, 135, 138
  d'épluchure de pommes de terre 40, 60, 61
  pour la crise de guérison 61
  vital 39
brossage à sec de la peau 73

C

caféine, symptômes de manque 80
canaux d'élimination, entraînement des 75, 86
cancer colorectal 29
  chloration et 29
  régime jus de carotte et 57

carences en minéraux 34, 48, 129
caroube 154
catarrhe 17, 57, 59, 62, 74, 79, 82, 84, 86, 89-91, 95, 96, 100, 103, 112, 122
  aliments pour l'élimination du 59, 62, 95
  cataplasmes et compresses pour soigner le 96
  féculents et 89, 90
  processus d'inversion et 100, 103
cellules sanguines et nutriments 94
céréales 89, 90, 97, 123, 132, 134, 137, 138, 156, 157, 159
cerveau et exercices sur la planche inclinée 69
changements dégénératifs, côlon et 15
changements de style de vie
  après la crise de guérison 104
changements mentaux, détoxification et 92
chloration 29
chlore 4, 29, 96
chlorella 55, 155, 158, 160, 162

chlorophylle 35, 43, 49, 62, 95, 125, 126, 135, 141, 151, 153, 159, 163
   liquide 49, 62, 135, 141, 151
cidre de pomme, vinaigre de 63, 160
Clark, Josh 11
cœur 18, 23, 68, 69, 98
   cerveau et 68, 69
   émotions et 98
colite 17
côlon, découvertes de Metchnikoff à propos du 9
côlon paresseux 47
combinaisons d'aliments 38, 129
compléments 34, 46, 47, 129, 139, 140, 152, 153, 159
comprimés de betterave 153
constipation 21, 22, 26, 43, 85, 122
   troubles généraux résultant de la 21, 26
contenu chimique des intestins 14
convulsions 85
courge 43, 133, 142, 146
crise de guérison 8, 48, 49, 61, 87, 88, 99-111, 114, 116, 117, 119, 165
   aliments durant la 61, 103
   appétit et 113
   à propos de la 87, 100
   à quoi s'attendre durant une 88, 100
   aspects mentaux de la 110
   changements de style de vie après la 49
   durée de la 102
   en tant que dernier processus de purification 107
   faire survenir la 88
   fonction de la 100, 165
   importance de la 48, 87
   jeûne et 102
   manger pendant la 104, 113, 114
   œuvrer à développer une 105
   peu connue/décrite 116
   processus d'élimination et 82, 87, 100
   quand s'attendre à une 113
   retour des anciens symptômes pendant la 105
   suivi avec le régime santé et harmonie 119
crise de maladie 88, 100, 165
crises psychiques 111, 112

D

déchets 14, 29, 37, 44, 49, 60, 65, 85, 86, 93, 94, 97, 99, 100, 119, 165, 166
  dans les régimes d'alimentation 37, 99, 100
  durant un jeûne 43, 44
déjeuner, régime santé et harmonie 141
  suggestions de menus 145
desserts 121, 153
détoxification 1, 7, 8, 13, 22, 42, 43, 62, 64-66, 77, 80, 82-91, 93, 99, 165
diabètes 85
Dikkers, Mekchior, T. 33
dîner, régime santé et harmonie 147
  suggestions de menus 149
diverticulose 68
dulse 95, 161

E

enzymes, carence en 32, 33
enzymes pancréatiques 33, 98
épilepsie 85
épluchures de pommes de terre, bouillon 61
exercice du ballon 68
exercice du chat de gouttière 68
exercice ramener les genoux à la poitrine 67
exercices
  d'aérobic 74
  isométriques 65
  pour la tonification des intestins 64, 65, 67

F

farine blanche 123, 152
féculents 46, 89, 90, 128, 129, 134, 143, 145, 151
  protéines et 128, 129, 134, 145, 151
  recommandés 89, 90, 143
femmes, stase intestinale et 21
fer dans le sang 79
fermentation, SII et 12
fibres, recommandations dans l'alimentation 47, 97
  compléments 34, 47, 153, 156, 157
fièvre, crise de guérison et 88, 89
flore intestinale 35, 162
fluor 95, 96
foie 13, 16-18, 21, 22, 65, 66, 82, 85, 94, 95, 97, 155, 161, 166
  capacités de détoxification 13, 22
  exercices pour le 65, 66
  herbes pour le 95

fruits 2, 32, 38, 39, 41, 43, 45, 46, 48, 49, 52, 55, 57, 58, 61, 63, 89, 96, 97, 109, 123-126, 128, 129, 131, 133, 134, 136-139, 141, 148, 152, 156
  dans les régimes d'élimination 38, 39, 43, 48, 59, 89
  frais 32, 45, 136, 148, 152

G

gastro-intestinaux, troubles 28
germes de blé 137, 159
gingembre 98
ginseng 156
glucides 26, 51, 54, 122, 123, 125, 134. *Voir également* féculents
  tableau de légumes à 5 % de glucides 53
graines 47, 52, 55, 58, 62, 123, 130, 137, 139, 144, 156-158, 161
graines de lin 47, 62, 137, 156, 158

H

Hauser, Gayelord 59
Hering, Constantine, loi de 81, 99

Hippocrate 87
huile de foie de morue 155
Hunter, William 22
hypoglycémie 56

I

indican 15, 25-27
indigestion 12
industrielles, toxines 28, 29
insuline 33, 122
International Foundation for Functional Gastrointestinal Disorders 12
iridologie, prédire une crise de guérison par l' 108

J

Jarvis, D.C. 63
jeûne
  crise de guérison et 102, 103, 110-114, 119
  rompre le 45
  un jour par semaine 46
jeûne à l'eau, en quatorze jours 83
jus 2, 38, 41, 45, 46, 48, 56, 57, 61, 63, 83, 89, 90, 95, 97, 124, 133, 135, 136, 138, 141, 144, 148, 151, 156, 162
jus de betterave 63
jus de cerise 95

K

Kellogg, John Harvey 10, 11
Kirshner, H.E. 57
Kneipp, bains de 64, 187

L

Lachnicht, George Jr. 14
Lactobacillus acidophilus 10, 153
Lane, Arbuthnot 10
langue chargée 82
lavements 40, 44, 45-47, 58, 59, 62, 83, 86, 88
   tisane de graines de lin 47, 62
laxatifs 35, 47, 83
légumes
   améliorer le goût des 42, 120
   crus 97, 133
   dans les régimes d'élimination 38, 39, 49
   en tant qu'agents de détoxification 43
   frais 2, 39, 124, 134
   meilleurs, pour les intestins 43
   recommandés 133
   tableau des légumes à 5 % de glucides 53
levure de bière 154, 158

Lindlahr, Henry 87
Live Food Juices (Kirschner) 57
lumière du soleil 66

M

maladie inflammatoire de l'intestin (MII) 12
   rechutes 12
maladies chroniques 37, 80, 84
malbouffe 49, 94
médicaments 24, 77, 79, 80, 84, 86, 120
menus, régime santé et harmonie 52, 135, 136, 138, 145, 149
   changements de menus 122, 151
   déjeuner 141
   dîner 147
   petit-déjeuner 136
métaux lourds 27, 28, 80, 155
Metchnikoff, Elie 9
méthodes de cuisson 129, 133
MII. *Voir* maladie inflammatoire de l'intestin
mort, déclaration de Metchnikoff sur la 9

N

nettoyage à la pastèque 59
nettoyage de l'intestin 85

nettoyage du côlon 87
niacine 34, 161
nutrition 10, 11, 65, 122
    avis de Kellogg sur la 11
    avis de Lane sur la 10
    exercice et 65

O

œufs 51, 52, 54, 138, 139, 144, 161
organes digestifs, condition des 23
osmose inverse 29

P

pamplemousse, viande et 51, 52, 53
pancréas 16, 17, 33, 122
papaye 33, 98, 151
parasites intestinaux 14
perte de poids 88
    repas de protéines et féculents et 129
    trop rapide 89
petit-déjeuner, régime santé et harmonie 136
    suggestions de menus 138
petit-lait 96, 137, 144, 151, 159, 162
planche inclinée, exercices sur la 65, 68-72
    précautions d'emploi 69, 70

planches coloniques 87
poisson 51-53, 80, 123, 147, 158
pollen d'abeilles 153, 154, 160, 162
polluants environnementaux 13, 30, 31
    en intérieur 31
pollution atmosphérique 24, 30
potassium 59-61, 96, 159
    bouillon riche en 60
poumons 13, 23, 50, 66, 74, 75, 79, 82, 86, 88, 96, 112, 166
    aliments bénéfiques pour les 96
    exercices 66, 74
    programmes de détoxification et 88
    régime santé pour les 49, 50
problèmes articulaires 43, 115
problèmes cardiovasculaires 18
problèmes de peau 28
problèmes génito-urinaires et auto-intoxication 21
problèmes musculaires 20, 21
problèmes oculaires 72
processus d'élimination 5, 27, 61, 80, 82, 84, 87, 100, 107, 112, 113, 161, 166
    crise de guérison et 87
    médicaments et 80

processus de vieillissement 10
processus d'inversion 8, 49, 67, 81, 99, 106, 165, 166, 187
   catarrhe et 100, 103
   crise de guérison et 99
   définition 67
   étapes du 102, 107
   exercice et 67
produits laitiers 2, 9, 122, 123, 126, 134
prolapsus 68
protéines 26, 51, 54-56, 63, 123, 125, 128, 129, 134, 138, 139, 144, 145, 148, 151, 153
   féculents et 128, 129, 134, 141, 145, 151
psoriasis 19, 113
psyllium 47, 128

R

recette de bouillon vital 39
régime amincissant pour ceux qui mangent de la viande 51
   strict 53
Régime amincissant pour végétariens 54, 55
régime d'élimination en onze jours 40, 42, 43, 47, 83
régime jus de carotte 57, 90
régime raisin 43, 58, 59, 83, 91
régime santé et harmonie 48, 51, 54, 91, 119, 122, 135
   aliments à éviter 123, 128, 133
   aliments que l'on n'aime pas et 119, 120
   aliments recommandés 123-125
   astuces 135
   débuter le 141
   déjeuner 141
   dîner 147
   petit-déjeuner 136
   règles alimentaires à suivre 127
   viandes autorisées 123, 133
régimes d'élimination 8, 37, 56, 166
   aller à la selle 45, 46, 83
   arrêter les 88, 90
   but des 80, 88
   convulsions et 85
   précautions 85
   régime d'élimination en onze jours 40, 42, 43, 47, 83
   stress sur les organes 89
régularité intestinale 153
   importance de la 10, 24

reins 21, 22, 61, 62, 74, 75, 86, 88, 107, 112, 113, 166
  nettoyage des 74
  tisanes pour les 61, 86
repos 43, 44, 56, 104, 113
rétablissement. *Voir aussi* processus d'inversion, phases du
rides 19

S

salades 38, 39, 97, 121, 128, 141, 153, 161
  aliments recommandés 39
  dans les régimes d'élimination 38, 39, 97
  importance des 97, 121
sauces pour salades 128, 161
Schroeder, Henry A. 28
sel marin 124
SII. *Voir* syndrome de l'intestin irritable
silicium 91, 95, 96, 129, 158
sirop de riz 158
sodium 28, 95, 96, 124, 129, 159
sommeil 66
son d'avoine 34, 98, 157
son de blé 128
son de riz 137
Sonne #7 47
Sonne #9 47

soufre 28, 31, 109, 110, 143
spécial minceur, milkshake 162
spiruline 126, 155, 159, 160
substituts du lait 157
sucre blanc 97, 154
surveillance médicale 56, 82, 90
syndrome de l'intestin irritable (SII) 12
  fermentation des aliments et 12
  rechutes 12
système immunitaire, capacité de détoxification du 13
système nerveux 18, 19, 23, 115
  problèmes du, côlon et 18

T

tabac 30-33, 94
tisane de graines de lin 47, 62
  lavements 47
tisanes 49, 61, 86, 124, 128, 135, 139, 141, 157
  tisane à la chlorophylle 135, 141
tisanes aux herbes 156
tomates, viande et 51, 52, 53
tonification, exercices de, pour les intestins 68
toxémie intestinale, histoire de la 10, 11

réflexions sur la 14, 15, 22
toxines alimentaires 31
toxines environnementales 27
   industrielles 28, 29
   pollution atmosphérique 24, 30
tube digestif 16
tuberculose 85

V

végétariens 50, 54, 55, 144, 148
   régimes amincissants et 50, 54, 55
   suggestions pour les 55
vésicule biliaire 17, 63, 97
vessie, nettoyage 74, 75
viande 11, 50-53, 80, 122, 123, 126, 133, 147
   avis de Kellogg sur 11
   méthodes de cuisson 133
vinaigre de cidre de pomme 63, 160
vue et crise de guérison 105, 106

TABLE DES MATIÈRES

Introduction 7

Chapitre 1
La mort débute dans le côlon 9
L'appareil digestif 17
Le cœur et les vaisseaux sanguins 18
Le système nerveux 18
Les yeux 19
La peau 19
Les muscles et articulations 20
Les organes génito-urinaires et reproducteurs 20
Troubles communs
et problèmes nutritionnels 21

Chapitre 2
Auto-intoxication 25
Les toxines environnementales 27

Les toxines alimentaires 31
L'alfalfa 34
Laxatifs 35

Chapitre 3
Les régimes d'élimination 37
Le régime d'élimination en onze jours . . 38
Le jeûne 43
Les compléments riches en fibres . . . 47
Les extraordinaires vertus de la chlorophylle 49
Les régimes amincissants 50
Légumes contenant 5 % de glucides . . 53
Le régime jus de carotte 56
Le régime raisin 58
Le nettoyage à la pastèque 59
Le bouillon d'épluchures de pommes
de terre 60
Les tisanes 61
Les bains de Kneipp 64
Exercices 64
Les quatre canaux d'élimination . . . 67

Chapitre 4
Détoxification 77
Savez-vous ce qu'est se sentir
merveilleusement bien ? 78
Soin des intestins grâce aux lavements
et autres méthodes de nettoyage . . . 85

    L'importance de la crise de guérison . . . 87
    Les changements physiques entraînent
    des changements mentaux 92

Chapitre 5
**Le processus d'inversion
et la crise de guérison** 99

Chapitre 6
**Prolonger les effets avec un régime
alimentaire adapté** 119
    Les règles alimentaires à suivre 127
    Petit-déjeuner 136
    Déjeuner 141
    Dîner 147
    Changements de menus 151
    Compléments 152
    Quelques aliments utiles
    et astuces alimentaires supplémentaires . . 160
    Le snack du Dr Jensen en cas de grosse faim 162

Glossaire 165

Index analytique 167

NOTES

Notes

Notes

Notes

Notes

Notes

NOTES

La Santé en poche
La Collection MacroPoche

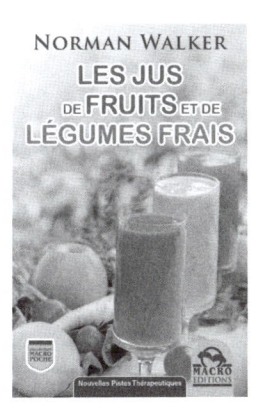

Norman Walker
Les jus de fruits et de légumes frais

Fondé sur de nombreuses années de recherche, ce livre décrit différentes maladies de manière que tout le monde puisse comprendre leurs causes et y remédier. Les jus et les dosages sont très précisément indiqués et donnent des résultats extraordinaires.

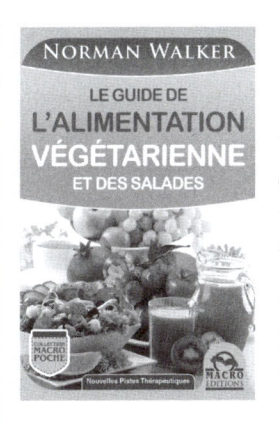

Norman Walker
Le guide de l'alimentation végétarienne et des salades

Norman Walker nous offre dans ce livre à la fois un recueil de recettes savoureuses et originales, et un guide nutritionnel à mettre dans toutes les cuisines. Il explique en toute simplicité le fonctionnement de notre anatomie, et les bienfaits des fruits et des légumes crus, tels que la Nature nous les offre.

La Santé en poche
La Collection MacroPoche

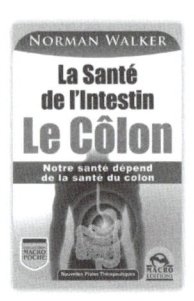

Norman Walker
La santé de l'intestin
Le côlon

L'intéressante et rigoureuse théorie de Norman Walker se fonde sur l'idée que l'état de santé de chaque organe, glande et cellule de notre corps dépend de celui du côlon.

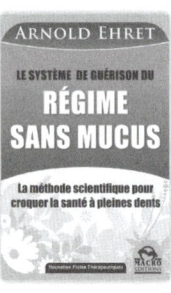

Arnold Ehret
Le système de guérison du régime sans mucus
Une méthode scientifique de nutrition

Cette édition exhaustive et originale dévoile la formule secrète du célèbre laxatif à base de plantes d'Ehret, son « balai intestinal ». Le système d'Ehret se distingue plus par sa valeur pédagogique que parce qu'il propose un traitement personnel.

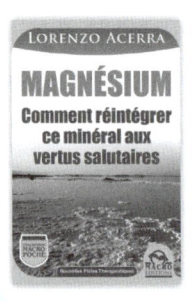

Lorenzo Acerra
Magnésium
Comment réintégrer ce minéral aux vertus salutaires

Le magnésium est le minéral de la jeunesse. Ce manuel indispensable vous présente toutes les propriétés thérapeutiques du magnésium, pour jouir d'un esprit et d'un corps légers, sereins et éternellement jeunes.

# La Santé en poche
La Collection MacroPoche

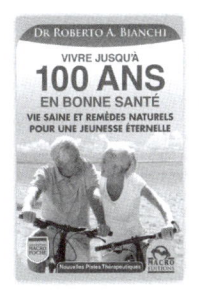

Dr Roberto A. Bianchi
Vivre jusqu'à 100 ans en bonne santé

Les secrets de la santé et de la longévité peuvent nous sembler des mystères complexes et impénétrables. Cependant, le Dr Bianchi nous démontre ici le contraire. Fort de nombreuses années d'expérience, il nous livre dans cet ouvrage des conseils simples et accessibles à tous.

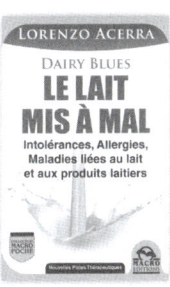

Lorenzo Acerra
Le lait mis à mal
Intolérances, allergies, maladies
liées au lait et aux produits laitiers

Ce livre, grâce à divers exemples concrets choisis parmi les célébrités du monde du cinéma, de la télévision, de la musique ou du sport, présente de façon unique un inventaire de tous les problèmes liés à la consommation de lait pasteurisé.

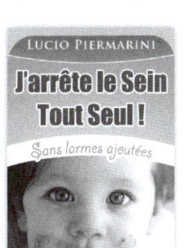

Lucio Piermarini
J'arrête le sein tout seul !
Sans larmes ajoutées

Ce livre tire son origine d'une réflexion obstinée et radicale sur les problèmes de sevrage et d'alimentation que l'auteur a affrontés au contact quotidien des parents et de leurs enfants dans le centre d'action médico-sociale où il a travaillé pendant de nombreuses années.

Autres livres de la Collection Poche

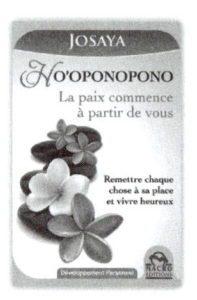

Susanne Berk
Ho'Oponopono
La paix commence à partir de vous

Libéré de vos peurs, de vos doutes, de vos sentiments de culpabilité et des habitudes qui nuisent à votre santé et à votre énergie, vous pourriez découvrir votre potentiel et rétablir la paix en vous. Et vous rendre compte que « la paix commence à partir de vous ».

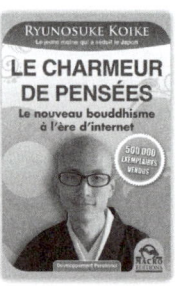

Ryunosuke Koike
Le charmeur de pensées
Le nouveau bouddhisme à l'ère d'internet

La pensée efficace que Koike propose est un mode d'entraînement de l'esprit qui prend sa source dans les préceptes bouddhiques. L'aspect religieux y est laissé de côté pour faire place à la pratique et à l'acquisition de la capacité d'autodiscipline volontaire qui caractérise la pensée bouddhique.

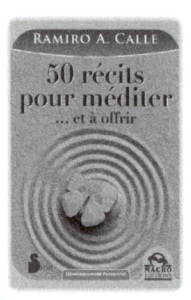

Ramiro A. Calle
50 récits pour méditer … et à offrir

Un carnet de route où son auteur a noté le meilleur de la sagesse orientale. Des histoires qui se transmettent oralement depuis la nuit des temps et qui, grâce à ce livre, sont parvenues jusqu'à vous et ne demandent qu'à être lues et racontées.

Autres livres de la Collection Poche

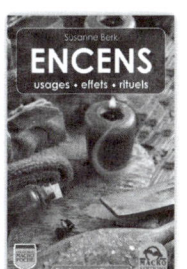

Susanne Berk
Encens
usages • effets • rituels

Si vous souhaitez procéder à un nettoyage énergétique de votre maison par la fumigation ; si vous ressentez le besoin de mettre un peu de baume sur votre âme ; si vous voulez vous concentrer sur votre travail ou entrer en contact avec les royaumes éthériques, alors ce livre est fait pour vous !

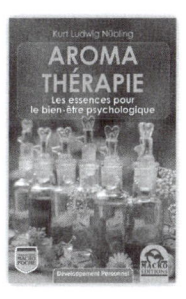

Kurt Ludwig Nübling
Aromathérapie

Les essences pour le bien-être psychologique

Utilisée depuis l'Antiquité, l'aromathérapie possède une gamme d'effets variés : elle peut nous stimuler, nous détendre, nourrir notre vie spirituelle, mais aussi agir positivement sur des troubles de la santé les plus divers.

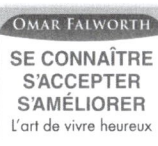

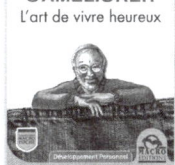

Omar Falworth
Se connaître, s'accepter, s'améliorer

Voilà longtemps que l'art de vivre heureux n'a plus de secret pour Omar. Cet homme qui se nourrit d'humilité et de simplicité conduit son lecteur d'une main souriante mais ferme vers la connaissance et l'acceptation sereine de soi, vers le bien-être psychologique.

Aux lecteurs de Macro Éditions

**Ce livre est publié dans la collection
« Nouvelles Pistes Thérapeutiques »
« La Santé en poche » de *Macro Éditions*.
Il est également disponible en version e-book
sur le site www.macroeditions.com**

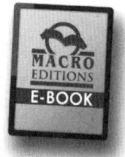

À vous tous qui recherchez de nouvelles techniques pour mieux vivre
et ressentir un bien-être plus profond…
À vous tous qui désirez réaliser vos rêves…
À vous tous qui êtes ouverts à l'innovation, prêts à remettre en question
vos convictions et à changer vos habitudes les plus ancrées…

… *Macro Éditions* dédie ses livres.

Macro Éditions traite sans tabous les sujets au cœur de l'actualité, tous ceux qui correspondent à vos attentes : spiritualité ; métamorphose du « soi » ; santé du corps, de l'âme et de l'esprit ; nouvelle science et sagesse antique. Vous trouverez l'art de guérir et sa multiplicité de moyens.
Et cela grâce à l'enseignement des plus grands maîtres dont notre maison d'édition se fait le porte-parole.

Venez découvrir notre catalogue complet sur notre site
www.macroeditions.com

Grâce à cette application gratuite, vous aurez toujours à portée de main le catalogue
complet de *Macro Éditions* et recevrez les mises à jour de nos nouveautés

Renseignements à :
info@macroeditions.com

Notice bibliographique

Le Régime de détoxification / Cesena - Italie : *Macro Éditions*, 2016.
192 p. ; 17 cm (Nouvelles Pistes Thérapeutiques)
Titre original : *Guide to Diet and Detoxification.* Bernard Jensen
Traduction d'Orsola Gelpi
ISBN 978-88-6229-720-2